〈心の病〉をくぐりぬけて

森　実恵

表紙絵，本文カット＝森実紗，表紙デザイン＝荒木洋子

岩波ブックレット No. 671

私は現在四十代の女性です。十数年前に、精神病を発病しました。「統合失調症」という、精神科では最も患者数の多い病気です。

誤解を生みやすい精神分裂病という名前は変更されました。けれども、統合失調症とはいったい、どういう病気なのか、百人に一人が発症するという頻度の高い病気なのに、一般の方々には、あまりにも知られていないようです。

そこで、私自身がくぐりぬけてきた様々な体験と、世の中の人々に伝えたいことを、文章と詩につづりました。

うるさい幻聴　今では友人

幻聴とは、音源がないにもかかわらず、声が聞こえることです。統合失調症にはわりあい多い症状のようです。私は幻聴とつきあって十年以上になりますが、いまだに退屈しない面白い病気だなと思います。音楽や機械の音も聞こえますが、ほとんどが人の声なので、考えてみれば、ずいぶん人間くさい病気ですね。

朝の目覚めとともに幻聴とのつきあいが始まります。布団の中で「さっさと起きろ。今日は買い物に行くぞ。早くしろ、寝ぼすけ」という声に起こされ、朝食の準備をしている間もずっと声は聞こえています。聞こえる気がするのではなく、本当に声が、はっきり聞こえるのです。「バカ、まずい、まずい」という声を聞きながら朝食を取り、カーテンを開けようとすると、「隣の人が見ているから駄目だ」と言われ、また閉めます。

多重人格とは違うので、私の意識が途切れることも別人格と交代することもないのですが、幻聴はあれこれ勝手なことを言うので、ちょっと買い物に出かけても大変です。

〈夕食の献立は刺し身、ワケギのぬた、もずくの酢の物、栗ご飯……〉と考えながらスーパーに入ると、幻聴がいろいろな指示を出します。

幻聴A「お刺し身は食中毒が危険だから食べたくない。カレーが食べたい」

幻聴B「カレーはコレステロールが多いから駄目よ。果物を買いましょう」

幻聴C「何も食べたくない。かわいいお洋服がほしいの」

Aの声に従い、かごに入れた刺し身を元の所に戻し、牛肉を買おうとしますが、Bの声に従い、牛肉を戻して果物売り場へ向かいます。ところがCの声が聞こえてきたので、すべての食材を元の所に戻し、二階の洋服売り場に行きます。

私は店内を右往左往する挙動不審の主婦です。

幻聴D「そうだ、百万円のダイヤの指輪を買いましょう」

さすがに理性のブレーキが働きます。幸いなことに、そんな大金もカードも持ち合わせておらず、この危ない幻聴からは救われます。

帰り道、本屋の前を通ると「洋書を買おう」という声がして、つい買ってしまいます。ところが五分もたたないうちに「そんな難しい本、おまえに読めるわけないだろう。さっさと捨てろ」と言われ、買ったばかりの本はごみ箱に。

今思い出してもおかしい幻聴もあります。「頭にお守りを付けろ、でないとおまえは殺される」という声がして、ヘアゴムの上にお守りを付けていたこと。「清めの塩をまけ、厄除《やくよ》けじゃ」と言われ、庭中に塩をまき、町を塩だらけにして走ったこと……。

けれど今は、幻聴は飼い慣らされ、自分の心の中にいる何人かの友人、時に相談相手になっています。

間一髪　死に神との戦い

統合失調症は〝命にかかわる病気〟です。今でこそ幻聴と仲良くつきあっている私ですが、急性期には悪魔のような声に翻弄《ほんろう》され、何度か殺されかけたことがあります。

そのような時に死ねば、形としては自殺でしょうが、脳内では幻の声とのバトルが繰り広げられています。自分の意志では戦い抜けず、結果として殺されてしまうと言ったほうがよいのかもしれません。

「死ね、死ね」という声が二十四時間、絶え間なく聞こえ、音量はラウドスピーカー六、七台分、人数は百人くらい。睡眠薬なしではとうてい眠れず、地獄のような責め苦が約三カ月間続きました。

それに加えて幻視(鎌《かま》を持った死に神が追いかけてくる)、体感幻覚(男性がいないのに愛撫《あいぶ》されている感じ)、幻臭(甘い物のにおい、ドブ川のにおい)、幻味(血の味、ゲジゲジの味)……。すべての感覚が病に侵され、私は一人、シュールレアリスムの世界に漂っていました。

一分間に三十回、一日四万三千二百回、一カ月で百万回以上も「死ね」と言われ、生き続けることの困難さ。

閉鎖病棟(ドアが施錠《せじょう》され、患者は自由に出入りできない)に三カ月間入院した時、トイレの窓から飛び降りようとしました。その時は命拾いしましたが、退院してすぐ、ネクタイを輪にして頭を入れました。家族は包丁など家中の危険な物を目の届かない場所に隠しました。

ある夜、私は洗面所にあった爪《つめ》切りばさみを手に取り、家から外へ出ました。「もう駄目だ、幻聴に殺される」。死に神に追われ、山の中を必死の思いで逃げ回り、いつのまにか崖《がけ》の上にたたずんでいました。脳内では、幻聴との精神戦争に疲れ果てた自我が「早く死んだほうが楽だ」と足を前へ進めます。

私はみけんに爪切りばさみを突き立てました。痛みはまったくありません。そのまま頭を下にした状態で数メートルずり落ち、まだ死ねないので、今度は手首を何度も深く切りつけました。血が流れ、頭を岩にぶつけながら数十メートルずり落ち、靴も脱げ、トレーナーもボロボロになっていました。

かすかに鳥のさえずりが聞こえ、山の端から昇る朝日がとても美しく思えました。そこからどうやって家へ帰ったのかはよく覚えていません。父も母も寝ないで待っていました。母は一晩中、般若心経《はんにゃしんぎょう》を上げていたそうです。どういうわけか、この日を境に正体不明の幻聴は徐々に勢力が弱くなっていったようです。

〈苦しみの中の喜び〉
苦しみの中に喜びがある／今まで／気づくこともなかった／人の優しさや／人の傷つきやすさに／初めて気づくようになって／苦しみの中に喜びを見出した
果てしなく続く幻聴との戦いに／私はもう疲れ果て／息絶えだえなのだけれど／今にも死にそうな私が／驚いたことに／他の人を励ましている／他の人を慰めている

書くことが、回復を後押し

「どしゃぶりの雨も、いつかは小ぶりになり、やむこともあるでしょう」

幻聴の嵐のまっただ中、半分混濁《こんだく》した意識のなかにいた私に、主治医はそう語りかけました。

暴風雨のような幻聴の洪水も、それから三年の歳月をかけ、少しずつ静まってきました。まず音量が小さくなり、声の内容が「死ね、死ね」といった過激なものから無害なものに変化し、声の人数も多い時は百人以上だったのが四、五人程度に減ったのです。

薬も各種合わせて一日二十錠近かったのが、最終的に抗精神病薬一錠になりました。どの薬が効いたのかはわかりませんが、発病から六年ほどたち、病気は寛解《かんかい》しました。幻聴はあっても、現実と区別できるようになったのです。

その過程で、私はこの病気のつらさを詩に綴《つづ》っていました。大学ノートにミミズののたくったような字で書きなぐり、誰にもわかってもらえない苦しみを浄化していたのです。寛解後はアルバイトをしながら、公募を見つけては原稿を送り、小さな文学賞の佳作にも四回入選しました。

回復を手伝ってくれたのが、ほかならぬ幻聴だったことが不思議です。声のほとんどは罵詈雑言《ばりぞうごん》ですが、十回に一回位、まっとうなアドバイスも聞こえます。就労をためらっていた時も「さっさと働け、働かざる者食うべからず」と促《うなが》され、ハローワークに毎日通って仕事を見つけました。詩を書く際も、「この詩は駄目、ボツ」と言う声が響いてきて右手が勝手に動き、書き直したりするのです。

ある日、「おまえは文筆を通じて精神障害者のバリアフリー化運動をするのだ。それが運命だ」と、一冊の本を出すよう指示を受け、原稿用紙百枚ほどにまとめました。自分の意志が半分、幻聴の指示が半分でしょうか。気乗りがしない日も幻聴に手を動かされ、そのかいあってか、『心を乗っとられて』(潮文社)という本を出版できました。

最初は幻聴の指示で文章を書き始めた私ですが、今は生きがいにもなっています。この病気にありがちな誇大妄想《こだいもうそう》かもしれませんが、天職と思うほどです。「おまえの仕事は始まったばかりだ。統合失調症のことを世間の人にわかってもらわねばならん。さっさと書け」。当分の間、この仕事は続きそうです。

〈はた織り〉

苦しみというたて糸／忍耐という横糸に／紡《つむ》いでいく／ぎっこん、バッタン／傷ついたハートから／流れ出た／涙のひとしずく、ひとしずく／紡いでいけば／浮かび上がるのは／哀《かな》しみという模様／折れた翼から／にじみでた／ゆがんだ笑顔／君に伝わるのは／不思議なやさしさ／かもしれない

救急病棟で　初めて幻覚

精神病はストレスや過労、不眠などをきっかけに発病しやすいとされています。私の場合は、がんを患っていた義父の死が発端でした。夫の実家に親類縁者が集まり、長男の嫁だった私は、慣れない接待に追われました。下の子はまだ小さくて、その世話にも手がかかりました。親類の方は三日間ほど泊まっていかれ、その間、熟睡できなかったのを覚えています。一週間ほどたって自宅へ戻った時は、もう疲労困憊《こんぱい》でした。

さらに一週間ほどたった夜でした。急に右下腹部に痛みを覚え、トイレでいきんでもコロコロした便しか出ません。下の子がむずかるのでおっぱいをやり、夕食の準備をしましたが、下腹の痛みはひどくなる一方です。夫は仕事が忙しく、なかなか帰ってきません。夜中にトイレに行くと大量の下血が……。とても不安になりました。

次の朝、夫とともに近くの病院へ向かい、内視鏡検査を受けました。診断は「虚血性大腸炎」。腸に血が届かない病気らしく、その日に緊急入院です。完全絶食、点滴だけの生活が始まりました。けれども救急病棟の病室だったので、夜間でも交通事故の患者が救急車で運び込まれ、一睡《いっすい》もできません。

初めて幻覚を見たのは、その夜でした。地獄にうごめく魑《ち》魅《み》魍《もう》魎《りょう》たちが病室に現れたのです。それは一瞬のことだったので私は霊を見たのだと思いました。ところが翌日、看護師さんたちのひそひそ話が聞こえました。

「○号室の患者さん、かわいいわね、いくつぐらいかしら」

「どこがかわいいねん。ブスよ、ブス」

ナースステーションまで五十メートルほどの距離とドアがあり、声が聞こえるはずがないのに、私は自分のことをうわさされていると思いました。

さらに、ベッドで寝ていると内科の主治医の声が聞こえました。先生はとても優しく温かい人柄で、つらい検査のたびに励まして下さり、私はポーッとなっていたのです。

「やっと会えたね。二人は赤い糸で結ばれていたんだよ」

私は跳び上がらんばかりに喜びました。二人の気持ちが通じ合い、テレパシーで会話していると思ったからです。幻聴とも思わず、一晩中、先生と話しました。もちろん先生は、一人の患者として親切にしてくれただけで、私の一人勝手な恋愛妄想だったのです。

耳鼻科や心療内科　知識乏しく回り道

虚血性大腸炎で入院した時、お世話になった内科の主治医に恋愛妄想を抱いた私は、退院してすぐ、「テレパシーで先生と会話したのよ。超能力者になったのよ」と無邪気に夫に語りかけました。夫は一瞬、不倫を疑ったようですが、内容をよく聞いて冷静に言いました。

「本当にテレパシーなら、約束をして、どこかで会えるはずだ」

それから私は、先生の声で地下鉄の駅に呼び出されたり、公園に行ったり、あちこちさまよいましたが、もちろんどこでも待ちぼうけです。

自分でも何かおかしいと気づき始めました。外来受診の時、思い切って「先生の声が聞こえるのですが……」と直接尋《たず》ねると、先生はニコニコ笑いながらおっしゃいました。

「それはうれしいけれど、心療内科へ行きなさい」

精神科なら、すぐ理解できたかもしれませんが、心療内科は何のことかわかりません。どういう症状が出たら精神病の疑いがあるのか、学校で教わったこともありません。

私は耳がおかしいのだと思い、耳鼻科へ行きました。「うーん、まず聴力検査をしましょう」。防音室に入り、ブザーの音が聞こえたらボタンを押すよう言われました。私は幻聴が聞こえるのでいつまでも押し続けます。看護師さんはいぶかしげな顔で「おかしいわね。故障かしら」。聴力異常なしの診断でした。

耳が聞こえない、目が見えないのは大変だと思いますが、聞こえすぎ、見えすぎも気持ちが悪いものです。今では五感以上のものを神様から授かったのだ、と感謝することにしていますが、当時はそれどころではありません。

何カ月かたち、夫に連れられてやっと心療内科の門をくぐりました。後で知りましたが、心療内科は心の不調で身体に症状が出る病気を扱う所です。でも精神科が印象を和らげるため、そういう看板を掲げることもあるそうです。

人の声が聞こえます、と説明すると「過緊張によるノイローゼでしょう」。けれども後になって、診断書を取り寄せると「精神分裂病」(総合失調症の旧称)とはっきり書かれていました。その診察室に白いもやのような死に神の姿が見えたのです。私は恐怖のあまり、医院を飛び出しました。電車に飛び乗って次の駅で降り、また乗って別の駅で降りる。逃げても逃げても死に神は追って来ます。くたくたになり、夫の実家にたどりつきました。

そこに引っ越し、気を紛らわそうとアルバイトもしましたが、とても続きません。部屋中の壁から血がしたたり落ち、生首や手首が転がっているのが見え、お化け屋敷で暮らしているようでした。それとともに「死ね、死ね」の幻聴がひどくなり、ついに入院したのです。精神病についての知識が乏しかったために回り道を重ね、発病から、ほぼ一年が過ぎていました。

〈統合失調症〉

僕達の〝名前〟が変わったという／精神分裂病から／統合失調症へ／だけど変わったのは名前だけ／僕達を取り巻く環境も／人々の僕達を見る視線も／就労状況も／何も変わりはしない／レッテルだけ貼《は》り替えて／ビンの中味が一緒なら／僕らは今も／フタされたくさいもの

読者の声1

森実恵さんの文章が新聞に連載された際、患者やその家族、医療関係者をはじめ、数多くの読者から反響が寄せられました。一部を紹介します。

◇

私にも幻聴が

二十三歳の時に「そううつ病」になり、三十九歳になって幻聴が出始めました。それ以後の病名は「非定型精神病」です。幻聴でいろいろひどい目にあいました。けれども、声の主は初めから一人で、強い命令調ではありません。私が比較的軽症だということは、この連載を読んで初めて知りました。現在、郷里の農村部に住んでいますが、病気が近所に知られるようになり、道で会ってあいさつをしても知らん顔をする人もいます。だんだん生きにくくなっています。でも私よりひどい症状から立ち直られた筆者の姿に感銘を受け、頑張っていこうと思います。

（兵庫県　男性　50代）

生きる力がわいた

クリニックに通院している娘の病名が統合失調症というのを知りました。治らずにだんだん悪化するのではないか、とパニック寸前の時、この記事が目に留まり、いつも読んでいます。娘の症状とはかなり違いますが、症状が軽くなり寛解された方もいると思うと、希望と生きる力がわいてきます。遠くの本屋で、ほかの本を買うついでのふりをして統合失調症の本を買いました。図書館にあったとしても、表紙に病名が書いてある本はよう借りません。新聞の連載なら何度も読み、良くなった人がいることを確かめられます。

もっと早く詳しい症状や対策がわかっていれば、もう少し良い状態で生活が続けられたと思います。

（四国地方　家族）

少しわかった気がした

精神科病棟に勤務して約二年。幻聴という言葉や体験を毎日、患者さんから見たり聞いたりしますが、実際に体験できるものでもなく、実感がありませんでした。今回、「あー、こんな感じなのか」とほんの入り口部分ですが、わかった気がしました。今後の看護に役立てたいと思います。

（大阪府　女性　30代）

よくぞ乗り越えて

統合失調症をそううつ病の一種と誤解していた私は、この連載を読んで非常にショックを受けました。百人以上の幻聴の声に毎日、「死ね、死ね」と言われ、自殺未遂までされたのに、よくぞ乗り越えられました。病気の体験を詩や文章に書いておられるのは素晴らしいと思います。

（兵庫県　女性　40代）

殺風景な閉鎖病棟　心潤す花もなく

三十四歳の時に、精神科の病棟に三カ月間入院しました。「死ね、死ね」という声がひどくなり、私は主治医に、自分の命が危険な状態にあると涙ながらに訴えました。それでも閉鎖病棟と聞いて恐怖を感じ、自由に外へ出られる開放病棟にして、と嘆願《たんがん》したことを覚えています。

入り口には分厚いガラスの扉があり、他の病棟と遮断《しゃだん》されていました。医師、看護師ら限られた人たちだけがカギを持ち、許可がない限り、患者は外に出られません。

密閉された空間に、廊下を隔てて七つか八つの病室があったと思います。窓に鉄格子《てつごうし》はなかったのですが、金網の入ったガラスがはめ込まれ、開閉はできない構造です。

首をつる人がいるという理由で、プライバシーを守るカーテンもありません。花瓶《かびん》も割れると凶器になるというので、生花なども一切ない、とても殺風景な病室でした。

着替えをしていても男性の掃除係の人が入ってきたり、看護師から名字ではなく、下の名前を「ちゃん」付けで呼ばれたりして、自尊心が深く傷つけられました。

症状の激しい時期の人や他の患者の迷惑になる行為をする人は、「保護室」という、内側からドアの開かない部屋に収容されます。個室というより「独房」です。

今は精神科でも、きれいな病棟に改築した病院が結構あるようですが、当時、私がいた病棟は日中もあまり日が差さず、外の景色も金網に遮《さえぎ》られてよく見えませんでした。

一日に一度だけ屋上に出て、日の光を浴びながらラジオ体操をしました。いつも色彩の乏しい空間にいるため、その時に見る青空は目にしみいるように青く、プランターに植えたベゴニアやサイネリアの花なども、鮮やかすぎる色の記憶として、今でも脳裏によみがえります。

患者らは週に一度、「作業療法」を受けました。カラオケで歌ったり、美術の先生の指導で水彩画を描いたりしました。そうやって起死回生した人たちも少なからずいると思いますが、二度、三度と舞い戻ってくる人たちも多いのは事実です。回復の見込みが少ない、だから精神病棟に花は必要ないのでしょうか。

いいえ、私たちは皆、花を必要としています。家族や世間の人たちの温かいまなざしや愛という花を。

〈心の器〉
心の器に毎日／花を生けて下さいませんか／どんな小さな花でもいいのです／誰かの優しい一言で／その日がバラ色に包まれるように／「こんにちは」と挨拶《あいさつ》してくれるだけでよいのです／「ありがとう」その一言で／私の心の器は満たされます／反対に何気ない冷たい一言は／人を死に追いやるほど非情なものです／だから毎日／花を生けて下さい／心の器に

まじめで傷つきやすい人々

開かない窓といい、独房のような保護室といい、閉鎖病棟のつくりは、どことなく刑務所に似ています。けれども中にいる人たちは、むしろ被害者といったほうがよいかもしれません。

私自身、この病気になるまで、精神病の人たちは訳のわからないことを言ったりしたりする、えたいの知れない存在と思っていました。実際に犯罪を起こす率は低いのに、何か事件があると精神障害と報道するマスコミに一因があったと思います。自分でも気づかないうちに、精神病の人は怖いというイメージが刷り込まれていたのです。

現実に病棟で出会った人たちの大半は、まじめで気が弱く、神経が繊細で、とても傷つきやすい人たちでした。急性期のごく一部の患者さんを除いて、静かに平和的に過ごされていました。

幼児期に両親から虐待を受け、手首を切るのが習慣になってしまったA子、アルコール依存症の父親に暴力をふるわれ、拒食症になったT子ら、思春期の子どもたち。受験勉強のストレスが発病のきっかけになったのか、名門と言われる進学校の生徒や大学生も少なくありませんでした。

患者たちは、デイルームと呼ばれる部屋で雑談をします。おのおのの生い立ちや境遇を語り合うわけですが、しばらくすると、通常の不幸に対する感覚が鈍麻《どんま》してきます。

「離婚」や「失職」は誰からも聞かされる話であり、この二つは不幸の結末というより、不幸の始まりに過ぎないことも悟《さと》らされます。若いころに発病する人が多いためでしょうか、「失職したり離婚したりできるのは、むしろ幸福」とさえ言われました。

そんな中で、印象に残った男性患者が二人います。

デイルームで突然、「結婚して下さい」と声をかけてきたKさん。私は驚きで声も出ませんでしたが、後で聞くと女性患者全員にプロポーズしていたそうです。国立大学を出て眼鏡をかけた彼は、女性とつきあう機会が少なかったのかもしれません。けれど、交際してもなかなかプロポーズしない世間一般の男性に比べれば、とても純粋だったと思います。看護師さんも含め、すべての女性に「美人だ」と言っていたのですから。

元気だったころ海外を飛び回っていたS氏は「ワシは神様やから病気を治してやる」といつも熱心に各患者の病状をメモしていました。彼は時々ズボンをはいていませんでしたが、私の病気が治ってきたところをみると、本当に神様だったのかもしれません。

〈最も人間らしい人々〉
外科や内科や／皮膚科や歯科や／眼科や耳鼻科は／犬猫にもあるかもしれないけれど／精神科は／人間にしかない／そのことを思えば／ここにいる人たちは／最も人間らしく生き／最も人間らしく悩み／最も人間らしく考え／最も人間らしく傷つき／最も人間らしく苦しんだ／最も人間らしい人々／人の中の最たる人として／表彰してもいいのではないかと思う

本当は自然体で生きたい

「ぼちぼちクラブ」というグループがあります。正式には大阪精神障害者連絡会といい、病気を抱えながら、無理せず、ゆっくりマイペースで歩んで行こうという趣旨で、この愛称がつけられました。

大阪では何でも縮めて言う人が多く、若いメンバーから「今日、ぼち行こか」と初めて誘われた人が、「墓地」へ誘《いざな》うクラブだと思ったというエピソードもあります。

実際は墓場どころか、吉本の舞台に明日デビューできそうなお笑い芸人の巣窟《そうくつ》みたいな集まりです。

会長の塚本正治《まさじ》さんと、下村幸男さんを中心にしたバンド「ハルシオン」は、歌はシリアスだけれど、トークは完全にお笑いのノリ。二〇〇三年九月に三枚目のCD「僕たちの未来」が発売されました。

二分に一回、寒いだじゃれで笑わせてくれるUさん。鋭いつっこみと優しいハートを併せ持つ美女ナナちゃん。強迫性障害で用便のあと手洗いを五回しないと気が済まず、夏もあかぎれが治らないA君。ユーモラスな歌と踊りで和ませる癒やし系のH嬢……。

私が現在あるのは、彼らのおかげです。

精神病の場合、病気そのものの苦しみより、病気に付随する二次的な苦しみのほうが大きいことが多々あります。社会の偏見や差別ゆえに誰にも本当のことを打ち明けられず、就職や結婚もままならず、友人や家族からも疎外《そがい》され、一人苦しみ悩んでいる人が多いのです。

精神科の病院には、近親者以外の見舞客を受け付けないところがまだあります。体の病気なら多くの人が同情してくれ、励ましの言葉ももらえるのに、〈心の病〉であるがゆえに蔑《さげす》まれ、疎《うと》んじられるのは理不尽な話です。それだけに、緊張せずに話せる仲間は、かけがえのない存在なのです。

でも、割り切れない何かがあります。病者は病者どうし、群れをなすしかないのでしょうか。みんな本当は、自然体で、社会のなかで生きたいのです。こんな病気になり、仲間の死に何度も直面していると、笑ってでもいなければ、つらくて生きてゆけないのかもしれませんが、道化《どうけ》の仮面の下に隠された思いを忘れないでほしいと思います。

ぼちぼちクラブ　〒五三七―〇〇一二　大阪市東成区大今里一の一五の二二
電話〇六(六九七三)一二八七、FAX〇六(六九七三)一二八九。電話相談は火・木曜の一四―一七時。

働きたいが受け皿なく

私は現在、四つの仕事をかけ持ちしています。ある教室の非常勤講師、ぼちぼちクラブでの電話相談の有償ボランティア、アルバイト販売員、そして文筆業。統合失調症を患いながら四足のわらじを履《は》くとは思ってもみませんでした。しかし、どれもこれも不安定で、短時間の就労なので、収入はごくわずかです。

発病から十年の間、離婚を経験し、収入を得る必要のあった私は転職を繰り返しました。オペレーター、翻訳業、貿易事務、不動産会社受付、アンケート集計……。一日でやめた仕事も含めれば二十社以上になるでしょうか。

同じ病気の方から一番多く受ける相談ごとは「働きたいのに雇ってくれるところがない」とい

うものです。

精神障害者も安定した職を得たいと思っています。ですが多くの場合、睡眠剤を飲んでいるため、朝早く起きるのがとてもつらく、九時からの仕事に間に合わないという事情があります。さらに薬の副作用で全身のだるさなど様々な身体症状が表れるので持久力が乏しく、長時間働くことが難しいのです。神経過敏、妄想といった精神症状を抱え、人間関係のストレスに弱いことも一因かもしれません。

病気を明かして雇ってもらうのは至難の業です。民間の企業は従業員の一・八％、国や自治体、特殊法人などは二・一％の障害者を雇わないといけないという法律(「障害者の雇用の促進等に関する法律」)がありますが、それは身体障害者と知的障害者だけで、精神障害者は含まれていません。発病する前に、ある程度の教育、社会経験を積んでいた人でも、受け皿がないのです(法改正で二〇〇六年四月から、精神障害者も対象になります)。

共同作業所の数も十分とは言えません。たとえ作業所があっても遠方だったり、交通費が出なかったりして、通所できない人がたくさんいます。賃金も時給八十円から二百円とたいへん安く、とても自立して生活を営むには足りません。そういうわけで、ほとんどの人たちがいつまでも親に寄りかかる「パラサイトシングル」にならざるを得ません。

わずかな障害年金をいただくより、人並みに働いて納税者になることを夢見ています。気が弱くて責任感の強い人たち、ある意味でストレス社会の犠牲者たちが、心からカムバックを願っています。

〈デフレスパイラル〉

こんな時代でも／一カ月働いて給料が五千円の会社／なんてあるだろうか／日給じゃないよ、月給だよ／デフレで物が売れないといっても／梅田のショッピング街には／人があふれている／僕達には／遠い外国のようだ／僕達はバブルのころからどん底だったけれど／今年こそがどん底で／来年はきっと良くなると／偉い人たちが言い続けた／ところが／どん底の底には／まだ底があって／ついに作業所は閉鎖になった／月給五千円なんて少なすぎると思っていたけれど／なくなってみれば／ありがたかったなあ／どん底の底は／どんどん底／どんどん底の底は／どんどんどん底／どんどんどん底の底は……

つらさ知って　薬の副作用

私は現在、就寝前にベゲタミンBを一錠だけ飲んでいます。この薬はいろいろな成分を混ぜた合剤です。主に統合失調症に効くメジャートランキライザー(抗精神病薬)とその副作用止め、さらに睡眠剤が含まれています。

一日一錠というのは精神科の患者が飲む薬の量としてはたいへん少ないのですが、この薬は睡眠剤の成分に依存性があるそうで、いったん飲み出すとやめにくいのが難点です。私も二、三回、旅行先へ持って行くのを忘れ、苦しい思いをしました。眠れないだけでなく、呼吸が苦しく気分も悪くなり、慌てて薬を取りに自宅へ帰りました。

症状が重かった時期には薬の種類も量もずっと多く、一日三回、合計二十錠近く飲んでいました。幻聴や妄想を抑える抗精神病薬のセレネースやリスパダール、それらの副作用で手が震えたり、ろれつが回らなくなったりするのを抑えるアキネトン、睡眠導入剤のロヒプノールなどです。

これらの薬を大量に処方されると、様々な副作用が出ることがあります。たとえばアカシジアは、一時もじっとしていられなくなる症状です。重症の人は、バスの中でさえ足踏みをしたり歩き回ったりし続け、三時間の睡眠以外、ずっと動き回ってくたくたになったと聞きました。

私も入院中、安静にしているのが苦痛で、閉鎖病棟の百メートルほどの廊下を一日何十回も往復していました。オリに入れられた動物と一緒で、外へ出られないことの心理的な影響もあったかもしれません。

ジストニアといって、首が一方向に曲がったり、目がつり上がったりする症状が表れることもあります。入院中、ある患者さんは首が九十度、後ろへ曲がり、いつも重い頭を両手で支えながら不自由そうに過ごしておられました。

目つきや唇の形がゆがんで形相が変わってしまい、本来の美貌《びぼう》が台無しになって、気の毒な女性の患者もおられました。

私は幸い、大きな副作用が出たことはありませんが、二十錠近く飲んでいた時は体が非常にしんどく、和式トイレでしゃがんでも力が入らず、便器に腰がすっぽり落ちてしまったこともありました(運良く、用を足す前でした)。

ほかにも食べ物がうまくかめない、歯磨きができない、手が震えて汚い字しか書けない、舌足らずで子どものようなしゃべり方になるなど、日常生活に不便な副作用を多々体験しました。現在も口の渇きや目のかすみなどが慢性症状としてあり、ペットボトルと目薬は手放せません。

日本の精神科の病院では今でもたくさんの種類の薬を大量に出す傾向が強いようです。患者は見かけや話し方が妙なこともありますが、病気の症状だけでなく、薬の副作用で思うようにならない場合も多いのです。そういうつらさも知ってほしいものです。　（薬はいずれも商品名）

〈ｐｐ（ピアニッシモ）〉

人生にｆ（フォルテ）やｍｆ（メゾフォルテ）、ｐ（ピアノ）があるとしたら／私達の生はｐｐかもしれない／今にも消えそうなろうそくを／風の当たらぬ場所に置いて／何とか守り抜こうとしている／私達は短時間しか働けない／そのくせ睡眠時間は人並みはずれて長い／そうやって生と死の境目あたりにいるのだけれど／すべての楽曲がｆであれば／何の面白味もないように／ｐで弾くと／美しさや優しさ、悲しさが醸《かも》し出される

読者の声２

私も努力したい

自分と同じような苦しい体験をされた方がいると知り、びっくりしました。私は五年前に発病し、今も幻覚や幻聴は続いています。いくつかの病院を回り、やっと信頼できる精神科医と出会い、少しずつ回復しているところです。

しかし統合失調症に対する社会の目は冷たく、近所のうわさ話にされ、友達でも一切の連絡を絶つ人がいました。一番つらかったのが両親の無関心な態度でした。何度も自殺を考えましたが、熱心なカウンセラーにも支えられ、地獄からはい上がるような気持ちで生きてきました。

最近やっと親友に病名を打ち明けることができ、重荷が少し軽くなりました。少しでもこの病気に対する理解を深めてもらおうと、連載の切り抜きを送って読んでもらっています。

一人でも多くの人に正しい知識を持ってもらい、患者の苦しみを理解してもらえるよう、私自身、努力していこうと考えています。この連載がきっかけで勇気を与えられ、感謝しています。

（兵庫県　女性　30代）

まさか息子が……

連載が始まった時は、世の中には大変な病気があるなあ、ぐらいにしか思っていませんでした。まさか自分の息子が同じ病気になろうとは……。

意味のない笑い、学校から帰宅すると「誰かが追いかけて来る」とカーテンを閉めて震えている。「人が自分を殺しに来る」と口走るなど、変だなと思うことはたくさんありました。私にもっと病気に対する知識があれば早く気がついてやれたのに、と息子にわびる毎日です。

先のことを考えて涙で夜も眠れない日々が続きましたが、今は、病気とうまくつきあう方法を考えながら息子と生きて行こうと思うようになりました。

（鳥取県　女性　40代）

もっと知らなくては

この病気の人がこんなにつらい思いをされているなんて知りませんでした。薬を飲めば楽になる病気と簡単に考えていました。薬の副作用について書かれたところを読んでいて涙が出ました。このような病気について、私たちはもっと知るべきです。

（大阪府　女性　30代）

家族の仲が壊れない秘訣

かつて私は幸せな家庭の主婦でした。が、統合失調症を発病した後、残念ながら家庭は崩壊してしまいました。

精神科の病院を退院してきた私を待っていたのは、夫や姑の冷たい仕打ちでした。薬の副作用もあり、身体がふらふらしていたのですが、退院したその日、ボストンバッグ一つで実家へ送り帰されたのです。病気のために迷惑をかけたのは確かですが、まるで犬や猫を捨てるようでした。「気違いの嫁」とののしられ、別居中もずっと二人の子どもに会わせてもらえませんでした。その後、何年かたち、夫側の事情で下の子だけが私の所にやって来ました。私は子どもを支えに今まで何とかやって来られたのだと思います。このような家庭環境にもかかわらず、子どもたちが素直に成長していることが救いです。

この間、両親には多大な迷惑をかけました。けれどもクリスチャンの母は、物事に動じないところがあり、私が意味不明の言葉を口走ったり、暴れ回ったりしても、泰然自若《たいぜんじじゃく》として常に穏やかな目で見守ってくれました。時には教会に連れて行ったり、旅行や温泉に連れ出したりしながら、辛抱強く、病がよくなるのを待っていたのです。

会社人間だった父も、病院の送り迎えや家事などを手伝い、助けてくれました。わが家はどちらかというと個人主義で、はた目には冷たい家族のように映るかもしれませんが、必要最低限のことだけ言い、あとは自分の好きなようにしなさいという方針が、この病気の者にとっては、負担を軽くする、よき対処法だったようです。病気が回復してくると、さすがに働くよう諭《さと》されましたが、職業の選択については、とやかく言われませんでした。

文章を書き始めた時に「そんなことは時間の無駄だ」と言われたら、途中でやめていたかもしれません。とにかく自由にさせてくれたのが一番よかったと感じています。

〈心の病〉はなかなかよくならず、家族をも巻き込みます。時には一家総倒れになるという話も聞きます。あまりにも疲れた時、父や母はどこか別のところへ泊まりに行き、休んでいたようです。それが経済的に無理な時は、親類のところへ行ったり、近くの公園や図書館で時間をつぶしたりして、距離を保っていたようです。

病気の本人も苦しいのですが、家族の方々も本当に大変な思いをされています。多くの場合、若い時に発病して十年、二十年と長期戦になるからです。体力を温存し、共倒れにならないよう手を抜く時には手を抜く。ある程度の距離を保ちながら、目は離さないようにする。これが家族の仲が壊れないよう、うまくやっていく秘訣《ひけつ》かと思います。

〈涙〉

もうこれ以上／涙は出ないと思うほど／泣き暮らした日々があった／景色がうるんでいく中で／遠くに子ども達の姿を見た／この病ゆえの冷酷な運命を生き抜いてゆくには／私はあまりに弱々しい／鋼《はがね》ほどの強さもなければ／柳のような柔軟性もない／私の精神は／いともたやすく／ポキリと折れてしまう／涙の雨で／景色がうるんでいく日には／できる

だけ人目を避けて／幸福な家族を見ないようにする

多彩な妄想　次から次に

妄想とは、実際にはありえないことを本当のことだと思い込んでしまうことです。私の場合、妄想は主に幻聴によって引き起こされました。洗脳するように何度も聞こえてくる声が脳を支配し、様々な妄想を生み出したのです。

発病当初、私には強い「注察《ちゅうさつ》妄想」がありました。いつも誰かに見られている感じがするのです。当時はアパートの三階に住んでいて、隣家からのぞけるはずがないのに、「隣の人が見ている」という声が頻繁に聞こえ、日中でもカーテンを閉め切っていました。「隠しカメラで見張られている」という声も聞こえ、いすに上って天井をくまなく探しました。外に出ると、今度は「興信所がついている」という声がします。後ろを振り返っては不審な人物をチェックするようになりました。

今でも時々あるのが「関係妄想」です。まったく関係のない出来事を自分に結びつけてしまうのです。電車の中で突然、隣の人が席を立つと、私は自分の体がくさかったからではないかと考えました。見知らぬ人どうしが「あいつはバカやなあ」と別人の悪口を言っているのを聞くと、自分のことを言われていると考えてしまうことがあります。このタイプの妄想は瞬時に生じ、後から冷静になって初めて、あれは妄想だったとわかります。

理解しやすいのは「誇大妄想」と「被害妄想」でしょう。健康な人でも酒を飲み、つい大きなことを言うことがありますが、病的な「誇大妄想」は、もっと非現実的なことが多いようです。「自分は神である」とか……。私は「世界滅亡の時、地球を救う七人の光の天使になる」という誇大妄想があり、ノストラダムスの大予言で世界が滅亡するとされていた時期の前には、随分そわそわしたものです。母が金庫の前で片づけものをしていた時、「私の貯金をくすねている」という被害妄想が突然、生じたこともあります。この時は早朝五時ごろに母の部屋へ行き、泥棒呼ばわりしてしまいました。

ほかにも「恋愛妄想」「追跡妄想」「迫害妄想」「貧困妄想」「微小妄想」「罪責妄想」「血統妄想」などが知られています。妄想を持った人たちは、時として周囲に多大な迷惑をかけてしまうかもしれません。が、芸術や自然科学の分野で、病的な人々の誇大妄想が、創造に大いに貢献してきたことも否めない事実なのです。

〈感性に捧げる詩〉

私達病者に／何か取柄があるとしたら／感受性が鋭いことではないか／私達の時計は止まったまま／永遠の青春を生きている／精密機械が壊れやすいように／私達は／すぐに立ち止まってしまう／落葉の散る季節になると／人の優しさが無性に恋しくなって／誰かが話しかけてくれるのを／一日中、待っていたりする／十代の頃に抱いていた／憧れや感性を／体の中に腐らせずに持ち続けることで／傷つきやすい人達は／発病したのかもしれない／あまりに鋭敏な感性は／時に生きていくのには／邪魔なのかもしれない

患者が信頼できる説明を

精神科では、医師との信頼関係がよい治療をおこなううえで最も重要かもしれません。統合失調症の場合、今のところ脳を検査して診断に役立つことがわかるわけではないので、患者の話を聞き、その内容によって薬の種類や量を調整することが治療の中心になっています。

発病当初の私は、五里霧中でわらにもすがる思いでした。症状を治してくれる先生を探し、ドクターショッピングしたものです。けれど何年かたち、完治しにくいことを実感すると、一生つきあえる先生と気長に治療していきたいと考えるようになりました。幸い、よい先生に恵まれ、自分の心を開いて、包み隠さず話すことができています。

しかし、他の診療科のようなインフォームドコンセント(十分な情報提供にもとづく患者の同意)が精神科でおこなわれているかとなると、疑問です。

たしかに幻聴や妄想に支配されている患者は「薬の中に毒が入っている」「無理やり入院させて金もうけするつもりだ」などと被害妄想を抱くことがあります。勝手に通院をやめることもあるし、いくら医師が説明しても誤解してしまうことがあるかもしれません。

ですが、回復期の患者や、もともと軽症の人たちは、意思疎通が十分可能です。

医師の側に問題があるとしたら、軽症の人も重症の人も十把《じっぱ》一絡《ひとから》げにした対応が見受けられることです。なかには患者を人とも思わない見下した態度をとる医師もいるし、質問にきちんと答えてもらえない場合も多々あるようです。

私が外来診察で主に聞かれるのは、ふだんの生活の様子です。ほとんど雑談のような感じで、それはそれで意味があるのでしょうが、どの医師からも、治療計画の説明を受けた記憶はありません。たくさん出された薬の名前や作用も、自分から質問しない限り、説明はなかったのです。

病名すら、いつもはぐらかされていたように思います。最初の心療内科の先生は「過緊張によるノイローゼ」、若い研修医は「非定型精神病」、別の病院では「心因反応」、前の主治医にはフランスでしか用いない「幻覚症」と言われました。診断書には、一貫して「精神分裂病」(統合失調症の旧称)と記入されていたにもかかわらず……。

病気に立ち向かうのは、患者と医師の共同作業ではないのでしょうか。本当の病名をすでに本人が知っていれば、告知のショックで病態が悪くなることもないのに、なぜ真実を教えてくれなかったのか、今でも疑問です。素人にうかがいしれない裏の事情(保険医療費の審査や障害者手帳申請の便宜など)があったのでしょうか。あるいはこのような思いをいつまでもぬぐえないのは、私自身の被害妄想なのでしょうか。

〈だっくり　ぼっくり〉

私の人生／だっくり　ぼっくりやな／山あり　谷あり／でこぼこ凸凹道を今日も行く／私の妄想／だっくり　ぼっくりやなあ／誇大妄想あり　微小妄想ありで／せわしないわあ／今日は天国で／明日は地獄や／今日は神様で／明日は貧乏神やさかい／だっくり　ぼっくり　歩んでいくわ

読者の声３

ナースから患者に

三年余り前に約十カ月間、精神科へ入院しました。それまでは元気に看護師をしていました。仕事がきつくなり、そう状態になって倒れ、初めは過労による心因反応と言われました。けれどもなかなか治らず、統合失調症と診断されました。自分で精神病と気づいた時はかなり進行していたのです。

発病した時は錯乱状態で、とにかくしんどかった。初めの病院は窓に鉄格子があり、みじめな気持ちになりました。入院中でも週に一回しか診察してもらえないので、看護学生時代に精神科の実習に行った病院へ転院しました。

そこは鉄格子がなく開放的です。十か条の人情味あふれる医療憲章があり、病棟スタッフは毎日、申し送りの前に読み上げています。

退院してすぐは自分の身体ではないような感じで、歩くこと、お風呂に入ること、着替えなど、すべてに介助が必要な状態でした。

今も時々、発作的に苦しい時があります。両親はさらに苦しい思いをしているのですが、それがわかっていても自分を止められず、叫んだり暴れたりしてしまうこともあります。

少しずつ良くなっているのは自覚できますが、先を考えると不安です。

病気をよく知り、共に生きることが大切だと思い、学生時代の教科書や専門書を読んでいます。多くの人にこの病気が正しく理解されること、そして私にも、まだまだ治る可能性があることを願います。

（大阪府　女性　20代）

詩に励まされた

〈最も人間らしい人々〉（二六ページ）という詩に励まされました。パニック障害を伴ううつを患っています。理解して下さる人は少なく、心傷つくことも多々あります。自分なんか生きていても、と考えることもしばしばです。でも、この詩を読んで心が楽になり、泣きました。

（滋賀県　男性　30代）

公的支援を充実して

どんな病気でも、なりたくてなるものではありません。しかし家族が精神病になると本人も家族も苦しいです。まだまだ公共の施設、作業所などが充実していないと思います。治療しながらでも生きがいを感じられる場所がたくさんできること、また、少しでも状態が楽になる薬が開発されることを望んでいます。

（四国地方　女性　30代）

おっちゃんは太陽になった

もう三月やのに、ちょくちょく寒いなあ。おっちゃんがおらんようになってから寒い、寒い。おっちゃんは春の陽射《ひざ》しみたいにぽかぽかとぬくい人やった。おるだけでコタツも布団もいらんかった。ストーブつけたまま寝て失火して「ほな、さいなら」なんて……。もったいない死に方して、涙も出えへんやんか。

酒が好きで、人が好きで、女が好きで、冗談が好きで、ほんまにええ奴やった。おっちゃんが死んで、世のおっちゃんたちはよけい生きにくうなったような気がする。おっちゃんの代表が先に逝《い》ってしもたら、残された他のおっちゃんたちはどうなるんや。

病気になって、仕事もやめて、生活保護やった。病気は治らんし、金はないし、部屋を片付けてくれる女もおらんかった。散らかり放題の部屋の中にあった新聞紙に火が燃え移ったそうや。なんでヘルパーさん呼ばんかってん。おっちゃんのあほ！　あほ！

「おっちゃんらしい死に方や」って、「ぼちぼちクラブ」（大阪精神障害者連絡会）のみんなも、口惜しゅうてあほらしうて、泣きながら笑うてしもたがな。

おっちゃん、今は若いもんでも仕事がない。こんな暗い世の中にポッと明かりを灯《とも》してくれていたおっちゃんがおらんかっても、今年も春はやってくる。四月になったら桜も咲くやろう。けれど寒い花見になるやろうな。寂しい花見やろうな、きっと。

おっちゃんの遺体は大阪市の瓜破《うりわり》斎場に運ばれた。葬式費用も生活保護やった。寂しい寂しい葬式やった。

おっちゃんの携帯はどういうわけか、今でもまだつながる。留守電もセットされたままや。けれど電波の届かない所にいるそうや。おっちゃんの留守電に一つだけメッセージを入れた。

「おっちゃん、さいなら。はよう天国から暖めてな」

おっちゃんは太陽になった。そうやな、おっちゃん。


おっちゃんは元気なころは新聞社に勤めていました。けれど統合失調症を発病し、晩年は薬の依存症になり、一度に何十錠も薬を飲んでいたようです。二〇〇三年二月の失火の際も睡眠薬を大量服用していて起きられず、一酸化炭素中毒で亡くなりました。ご冥福《めいふく》を心よりお祈り申し上げます。

必死の叫び「言葉のサラダ」に

「言葉のサラダ」というのは、統合失調症に時々見られる症状を指す精神医学用語ですが、言い得て妙な文学的表現だと思います。

助詞や助動詞の使い方がめちゃくちゃになり、単語が正しい結びつきをせず、てんでばらばらな状態で表現してしまうのです。シチューのように素材が混じり合ってなじんだ状態ではなく、サラダボウルに盛られた野菜が好き勝手に点在している様子を想像してみて下さい。

病状の安定していない患者は、頭の中に常に対立する二つの考え(生きねばならない、いや死んだほうが楽だ、など)を持つため、いつも渦巻くような葛藤《かっとう》に苦しんでいます。そのうえ勝手なことを命令する幻聴や妄想、さらに狭い人間関係の中でのあつれきなどが加わると、脳の中は爆発寸前の混沌《こんとん》とした小宇宙のようになることがあります。

そうなると自分の考えを整理できないため、文章に書いてまとめてみたくなるらしく、言葉のサラダ満杯の「奇妙な研究論文」をしたためることがしばしばあります。

〈がめつイ。無理矢理入院さす。受け付けでカと舌打ちし、カルテをイが見させた。アと裏取引。このまま入院さす。裏口からワナにはめられ、逃がす〉

(がめつい医者＝イと略しているのは逆に自分が訴えられるのを恐れるため＝。自分が入院させられそうなので、逆に医者を入院させたい。受付で看護師が舌打ちし、医者にカルテを見せていた。姉と医師が裏取引をしているようだ。姉を入院させる。わなにはめられたので、裏口から逃げるしかない)

文体は千変万化しますが、内容的には被害妄想、あるいは誇大妄想的なことが多いようです。「〜させる」といった使役動詞を頻繁に使うのは、自分自身が幻聴に支配され、その命令で行動する「させる」「させられ体験」があるからだと思われます。

書き上げると一時的に溜飲《りゅういん》が下がるのでしょう、脳の中のカオス(混沌)を吐き出すために次々と論文にまとめていきます。

論理が明らかに歪《ゆが》み、文法も壊れているのに、「論文」と呼ぶのは、何となくアカデミックな雰囲気があるからでしょうか。あるいは緻密《ちみつ》な論理がどこかに組み込まれているからかもしれません。もともと教育のあった人の文章は、その名残《なごり》をとどめています。

私自身に、このタイプの症状は出なかったようですが、患者仲間の「論文」を読むのは好きでした。脈絡のないガラクタのような文字列でも、同病者ゆえ、何を言いたいのかは大体わかるからです。

この病気になる人はもともと勘《かん》が鋭く、先の先まで考えます。空理《くうり》空論《くうろん》にいつも振り回され、自分の首を自分で締め、アリ地獄の中に落ちていくような傾向があります。そうした状況でもがき苦しみながらの必死な叫びが、「言葉のサラダ」なのでしょう。

偏見広げる性急な報道

二〇〇一年に起きた大阪教育大学附属池田小学校の事件で、大切な子どもさんの命を奪われたご遺族の方々に、心よりお悔やみ申し上げます。そのころ私は小学生の子どもを持つ母親でもありました。事件をニュースで知った時、心の底から犯人を憎いと思いました。

この事件の加害者は当初、「統合失調症」であると誤って報道されました。しかし加害者が精神病のふりをしていたこと、その後の鑑定で「(従来にないタイプの)人格障害」と判断されたことは、きちんとご存知ない方も多いのではないでしょうか。

同じ精神科の関係だから一蓮托生《いちれんたくしょう》と思われるかもしれません。けれども身体の病気なら、がん、糖尿病、高血圧などは、それぞれまったく異なる病気です。何か事件が起きた時、加害者が「身体病で通院していた」と報道されれば、どうでしょうか。病気は千差万別なのになぜわざわざ、と奇異に感じるはずです。

精神科にもいろいろな病気や障害があります。統合失調症、うつ病、そう病、摂食障害、強迫性障害、アルコール依存症、薬物依存……。これらを一つにくくるのは無理があります。一方、人格障害（性格の極端な偏り）にも様々なタイプがあり、そもそも「病気」ではないので、医療の対象と考えるべきものか、意見はわかれているようです。

にもかかわらず、「精神障害」として、一枚看板のように悪いイメージで扱われるのは腹立たしいことです。

私は健常者として三十三年、精神障害者として十数年、人生を過ごしてきました。今でも健康だった時の記憶は鮮明です。次のような報道を何十回と耳にしました。

〈事件があった。容疑者は精神科に通院していた〉

このような報道を見聞きするうちに、私自身も「精神科に通院している人たちは怖い人たちなのだ」という固定観念を抱くようになりました。マスコミの無責任な報道が、実際に〈心の病〉にかかった人たちと接したことのない人々に「刷りこみ」と「洗脳」をおこなってきたように思います。

ところが私は突然、発病し、差別する側から差別される側に回りました。過去の私が未来の私を蔑《さげす》み、差別していたことになります。

今まで統合失調症の立場からの反論が少なかったのは、この病気の印象があまりにも悪く、公表をはばかる人が多かったせいかもしれません。けれど新しい薬も開発され、病はどんどん治るようになってきています。人々の意識だけが百年前と変わっていないのではないでしょうか。「精神科に通っていた」という漠然すぎる報道は百害あって一利なし。犯行との関連がはっきりしないうちに病名や入院・通院歴を報道するのは、時代遅れの感覚で、性急すぎると私は感じます。医師の診断が正しいとは限らないし、たとえその人が病気でも、他の患者の大多数はそうした事件とは関係ないのです。

精神科あるいは特定の病気に対し、差別と偏見を助長するような報道は、もう終わりにしていただきたいと切に願っています。

〈誰が殺した?〉

僕らが表舞台に出る時は／何か事件を起こした時だけなのか／僕らの病気にスポットライトが当たり／精神病の大きな文字を目にする／では僕自身は誰かを殺したのか／世間の人は僕らを恐れる／僕らを退け、閉じ込め、社会の隅に追いやる／けれど世間の人は知らない／実は、僕らこそ／世間の人が怖いのだということを／僕らは何千人、何万人と殺されてきた／目には見えない暴力で／心ない言葉や／冷たい視線や／無関心という暴力で

読者の声 4

勝手じゃないんだ

主人の姉も、精神病を三年前に発病して苦しんでいます。両親はすでに他界し、私たち夫婦がみています。道路や踏切でしゃがみ込んで動かなくなったり、家の中を水浸しにしたりなど理解不可能な行動が続き、何回も警察に保護されました。そのたびに私たちは、周囲に頭を下げ、偏見の目にさらされ、大変つらい思いをしました。退院した本人は、そんなことを知ってか知らずか、ケロッとしており、なんて勝手な病気なんだ、早く死んでくれたらいいのに、と本気で悩んでいましたが、連載を読んで「勝手なんかじゃない、自分の気持ちと行動が違って本人も苦しんでいるんだ」と初めて気づきました。そういう性格の病気と長くつきあっていくしかないと腹をくくる決心がつき、私たちにとって大きな進歩となった連載でした。

（大阪府　女性　20代）

つらさ理解して

私は「パニック障害」という心の病を持っています。この病気は、今までできたことが、ある日突然、とてつもなく不安に襲われ、できなくなってしまうのです。人と話すことも、バーゲンに並ぶことも、病院に行くことも、そして働くことも、ちゃんとできていたのに、すべてができなくなりました。万引きするわけでもないのに、スーパーに入っただけで心臓がドキドキして、物を手に取るのが怖いのです。お金は持っているのに、誰が見ているわけでもないのに、恐怖に襲われてしまうのです。この病気のせいで愛する夫を困らせてしまい、離婚に至りました。あれから四年がたとうとしています。昨日までできたことができない、このつらさがわかるでしょうか？

本文に登場した「おっちゃん」（三二ページ）は偉いなあと思いました。最後まで明るく、陽気で、人を笑わせることができたのですから……。

事件報道について森さんが書かれたことも身にしみました。世間の目はまだまだ難しいです。どうして精神科の通院歴をわざわざ報道するのでしょうか。犯罪は、どのような人でも起こす可能性は持っています。口論の末もあるし、以前から憎しみの感情を抱いていた場合もあります。発作的にということもあるでしょう。精神科に通院しているだけで「怖い」という考えは間違いです。心の病気は千差万別です。ちゃんとあいさつできる人、笑顔で優しく話す人、色々います。私は願います。新聞記事から「精神科に通院歴があった」という文字が消える日を……。本当に私たちは肩身の狭い思いをしています。世間の認知度が低いなら、それを高めるようにメディアがアピールして下さい。早く差別のない、みんながのびのびと暮らせる社会になることを願ってやみません。

（大阪府　女性　30代）

長すぎる入院　生きる力を奪う

社会的入院とは、病状が安定し、医学的には入院治療の必要がないのに、退院できる住まいがない、介護者がいないといった事情で、病院に滞在を続けることです。

日本では約二十七万人が社会的入院の状態にあるとされています(二〇〇二年時点の国の推計)。このうち約七万人が精神病床。精神病床の入院患者の五人に一人以上(二二%)という高い比率です。

なぜでしょうか。まず精神の病を持つ人々を温かく受け入れる土壌が地域社会にないことです。家族さえ受け入れを拒む場合もあります。グループホーム、地域生活支援センター、ホームヘルパーなどの充実が求められます。

かつての入院先に、十数年入院しているSさんという男性がいました。仕事一筋だったようで、入院中も背広とネクタイを着用し、システム手帳を手にしていました。毎朝、閉鎖病棟のガラス扉の前に行っては「会社の上司が迎えに来ているから、仕事に行く」と言うのです(おそらく幻視でしょう)。そうして出勤を夢見ていたSさんは何年かたち、ようやく外出許可を得てタクシーに飛び乗り、喜んで会社に向かいました。ところが会社はすでに移転して元のところになく、奥さんは体の病気で先に亡くなっていたそうです。彼はまるで現代の浦島太郎ではないでしょうか。

久しぶりに街に出た人がコンビニを知らず、「小さなスーパーが、あちこちにできてる」と言った、回転ずしを初めて見て驚いた、という話も聞きました。自動改札の通り方がわからず電車に乗れない、物価の感覚がずれていて買い物ができない、といった悩みは日常茶飯事です。携帯電話の使い方やインターネットの存在を知らない人も珍しくありません。

長く入院していると、無気力で自発性が失われる「施設症」になってしまう恐れもあります。食事とベッドが用意され、看護職員が世話をしてくれる。逆らったりせず、おとなしくしていれば、平穏に過ごしてゆけるからですが、それでは社会で生きることがむずかしくなります。

日本の精神病院の平均在院日数は、いまだ三百日を超え、先進国で群を抜いて長いようです。ずいぶん昔、精神病院の経営者を「牧畜業者」と呼んだ人がいました。患者はえさを与えられ、飼いならされた家畜なのでしょうか。治療の努力、退院の努力は今、十分になされているのでしょうか。一人ひとりの患者が社会へ戻る手だてを講じる退院促進事業の強化を願っています。

〈ろくでなし〉

食べて、寝る／また食べて寝る／口から出てくるのは不平不満ばかり／恨みごと、つらみごと／始終、陰気な顔で周りの人を不幸にする／そんな私達は／ろくでなしでしょうか／人の二倍は食べて／人の二倍は眠る／それでいて金は稼がない／だらだらしたリズムの中に／時折、皮肉や嫌味で目を覚まし／今日が昨日なのか／明日なのかさえわからない／そんな私達はろくでなしでしょうか／ろくでなしで悪かったな／私達も好きでろくでなしになったわけじゃない／昔は勤労少年、少女だったんだ／恨むんだったら／治らない病気

を恨んでくれ／病気を作った神様を恨んでくれ

気力衰える陰性症状　新薬に期待

「陽性症状」とは、妄想、幻覚など本来ないものが出ることです。「陰性症状」というのは、これとは逆に本来あるべきものがない状態です。意欲や気力が低下し、口数が減ります。集中力や学習力も落ち、感情が乏しく、考えもまとまらなくなります。

私も三年間ほど陰性症状に悩まされました。ある朝、鏡を見ると、目に光がなく、能面のように硬い表情でした。〈こんな顔では外出できない〉。自分の思いとも幻聴ともつかぬ声が響きました。翌日はさらにひどく、死んだ魚のような目。表情もうつろで、体もこわばり、ロボットのような動きしかできません。〈昨日よりもっとブス。当分の間、外出は禁止〉と幻聴に恫喝《どうかつ》され、家に引きこもってしまいました。新聞や本を読もうとしても字面を追うだけで、内容が頭の中に入りません。テレビドラマや映画を観ても、ストーリーが頭の中に入ってこないので何の感動もなく、ちっとも楽しくありません。

感情は平板、思考も貧困、あらゆることに興味が失《う》せました。文が読めないから文章も書けず、簡単なつり銭の計算もできない。洗濯機の回し方さえわからない時期もありました。

陰性症状がひどくなると、ドンキホーテ型から、ハムレット型になり、ただ沈思《ちんし》黙考《もっこう》するだけになるようです。私も毎日、「生きるべきか、死ぬべきか」という命題にとらわれ、おびえていたので、三十代なかばごろの記憶がまるで残っていません。社会でどんな事件があり、何が流行《はや》っていたのか、思い出せないのです。

幻聴などの陽性症状には、抗精神病薬が八〇―九〇%の軽減効果を示し、ほぼ完全に消える場合もあります。これに対して、陰性症状は改善がむずかしく、長期入院の大きな要因になってきました。ですが、数年前に登場した「非定型抗精神病薬」という新しいタイプの薬は、陽性症状だけでなく、陰性症状にも効果があるそうです。副作用の面でも、錐《すい》体外路症状と呼ばれる手のふるえや筋肉のこわばり、鎮静作用による眠気やだるさ、ホルモン異常などが起きにくく、「注意の集中、記憶、物事のとらえ方、刺激に対する反応」を改善する作用も大きいというのです。

そして今では、従来の薬の多剤大量投与が、陰性症状を増やす一因だったとも言われます。私の場合も薬の量が減るに従って、生き生きとした感情を取り戻し、活動的に動けるようになりました。薬のせいで活力を失い、入院生活を続けてきた患者が大勢いるとしたら、悔しいことです。新しい薬も、体重の増加や糖尿病などの副作用が出る場合があるようですが、生活の質を大きく改善させ、社会復帰をうながすかもしれません。この病気の人たちが本当に人間らしく生きるために、効果的で安全な治療法が工夫されることを願っています。

〈色のない部屋〉

色彩豊かな近代国家、日本という国に／いまだ、色のない部屋があった／天井も壁もねずみ色／ベッドも床もねずみ色／パジャマも食事もねずみ色／空気も気持ちもねずみ色／昨日も今日も明日もねずみ色で／カレンダーも三百六十五日、ねずみ色／ここには、美しい花はない／明るい笑顔もない／心の病はなかなか治らなくて／薬漬けにされた人々の顔は／いつまでもねずみ色／世界から色を抜き取ったのは／いったい誰？／色のない部屋で毎日／魂の葬式あげている

動機に明確な原因と論理

精神病患者は、いつも病的心理に支配されている、という誤解があるのは残念なことです。ふだんは通常の心理の範囲内で暮らしており、病理に支配された行動は、症状が重い時に一時的に表れるにすぎません。しかし殺人事件などでは「精神科に通院歴があった」とすぐに報道されます。それだけで動機の説明になるのでしょうか。本当の動機は別にあるかもしれないのに、先入観が形成されているのは恐ろしいと思います。

国内で七十万人という統合失調症の患者全体から見れば、事件を起こしてしまう人はごくわずかなのですが、一般の人の不安は、動機の理解しにくい事件があるせいかもしれません。「宇宙からのテレパシーに指示されて」「電波に操られて」とは、どういうことでしょう。何の論理性もない行動なのでしょうか。

私も発病初期に一度だけ、SFまがいの宇宙幻覚を体験しました。深夜、部屋全体が満天の星空に変わり、銀色の光が交錯しました。隕石《いんせき》の落下音も聞こえ、「神々の聖なる精神戦が始まった。おまえも参入するのだ」という神秘的な声が聞こえました。この後すぐ眠くなったのですが、もし目覚め続け、この声に乗っ取られていたら……。

ただ、そういう派手な幻覚は、服薬治療を受ける前の急性期だけでしょう。事件につながる幻覚や妄想の多くは、むしろ被害的なものです。相手も、たいていは家族で、通り魔的な第三者への加害はめったにないのです。

九州で息子が母親を刺した事件がありました。彼の頭の中では「母親がおまえを殺そうとしている」という声が聞こえていたらしく、「正当防衛」と考えたようです。通院を続け、地域の施設や作業所に通っている人なら、まず心配ないのですが、症状が重くて就労先もなく、社会から孤立した状態の人は、家族という狭い対人関係の中で「愛しているが憎い」という相克《そうこく》する感情を抱いて暮らしている場合があります。そんな時にストレスが加わると、危険な状態になる可能性があります。

私も「被毒妄想」を抱いた時期があります。深夜、階下から家族の密談が聞こえました。「娘はあんな病気になってかわいそうだから、早く楽にしてやりたい」「明日は最後にごちそうを食べさせて、その後、ヒ素を」。ついに毒殺されると思いましたが、そのころは自分でも死を願っていたので逆らいませんでした。

次の日、本当にごちそうが出て、食後、硫酸紙に包んだ白い粉を母が手渡しました。ひどく苦い味でしたが、いつのまにか眠ってしまい、次の朝、「どうして死んでいないのか」と不思議に思いました。もし死にたくないと思っていたなら、家族に危害を加えていたかもしれません。

動機不明に見える事件でも内面的には、はっきりした原因と論理があります。そして社会的・経済的な苦境や人間関係の孤立が、状態を悪化させることを知ってほしいと思います。

読者の声 5

特効薬は〝愛〟

昨年、甲状腺の病気が分かり、その中で、うつ病になり、精神科にお世話になりました。計五カ月半という短い時間でしたが、いろいろな事を教えられた気がします。

精神科と言えば「何か怖いところ」という感じがしますが、そこは普通の内科医のようでした。患者さんは皆さん、心優しくまじめで本当にいい人のようです。言葉遣いも、とてもていねいです。

連載を読んで「統合失調症ってつらいだろうなぁ」と心から思いました。うつを体験した私もすごくつらかった。自分の病気、子どもの不登校、主人の会社の状態の悪化が重なったためと思われますが、不安で何も手につかない日々が続き、家から一歩出るとガチガチに緊張していました。

助けてくださったのは近所の主婦や病院の先生らでした。もちろん親、兄弟、主人、子どもたち。人ってこんなに温かいんだなって感じました。

忙しい世の中で、心優しくまじめで、正直で正義感の強い人が、いろいろな心の病にかかってしまうのです。そして、かかると長いのです。

だから肩を抱いて、手を握ってあげたい。それだけで少しはつらさから抜け出せる一歩になると思うのです。特効薬は〝愛〟しかありません。

（大阪府　女性　40代）

周囲への気配りを

何の病気でも、夫婦のきずな、家族の支えが大切なことはよく分かっていますが、統合失調症の人のため、近所の人たちがいかに不安、ストレスを抱えているかも、分かってほしいのです。

私の場合、やっとの思いで家を買って五年余り、気の休まる時がありません。すぐ裏の奥さんは、石を投げ込んだり、よどみなくわめいたりします。私は病気のせいと思い、何も言わず、ただ逃げて家に入ります。でも子どももたいへん怖がり、私自身もストレスでいっぱいです。

その奥さんのご主人も娘さんも、周りの人に「すみません」のひと言もなく、道で会ってもあいさつもしません。

病気の人だからと我慢しているのに、他人に対して配慮があってもいいのではないでしょうか。こういう思いをしている人がどう対処しているのか、知りたいと思います。

（『一読者』とだけ記載）

独創と芸術　病が原動力に

統合失調症ほど芸術的でロマンチックな病気は、ほかにないと思います。人には聞こえないものを聞き、見えないものを見て、感じられないものを感じるのですから。

五感以上の感覚(神秘体験やテレパシー等)の体験は、私を超常的な世界へ導きました。天上の音楽のように美しい調べを聴いたことも、宝石のように光り輝く小さな天使を見たこともありました。

音楽幻聴は、バロック音楽とシンセサイザーを使った現代音楽を融合させたとでもいうのか、不可思議なメロディーで音色は透き通り、すべて黒鍵で弾いたような清澄《せいちょう》さを持っています。フラットやシャープが多く、音程はかなり不安定ですが、かといって未調律のピアノを子どもがでたらめに弾いたような稚拙《ちせつ》なものではなく、高度に完成された曲です。光の花びらのような天使たち、噴水のように揺れ動く虹色の光も非常に美しく、もしも私に芸術の才があれば、再現したいと思いました。このころは夢と現《うつつ》が半分の世界に暮らしていたようです。

これらの幻覚は、世の常の価値観を無効にして合理主義の支配する社会に挑戦する力がありま す。そのエネルギーは明るい太平洋ではなく、荒れ狂う冬の日本海のように暗く激しい力でしょうか。

病的体験のために、統合失調症の人々の世界は大きく変容します。通常の世界とのあいだに透明な膜のようなものができ、世界と交わることが難しくなるのです。自然や人間に対して異邦人になってしまった彼らは、新鮮なまなざしで世界を見つめ、あたりまえの情景（子どもが公園で遊んでいる姿など）を感慨深く眺めます。

そして急に夜を徹して小説などを書き始め、精神科医のもとに大量の作品を持ちこみ、批評を乞《こ》います。その巧拙《こうせつ》は別として、彼らの語る世界や内面の光景は新鮮な発見や驚きに満ちていることが多いようです。そして、不幸な実生活を回避するように自己の世界に閉じこもり、孤独な作業を続けていきます。妄想に対する不安や、幻覚に対する恐怖こそが、創造力を生み出す原動力となり、不幸のなかから芸術の花が咲くかもしれません。

この病気を患いながら偉業を成し遂げた人たちに、画家のゴッホやムンク、作家のカフカ、「ビューティフル・マインド」という映画になった数学者のジョン・ナッシュらがいます。神の声を聴いた宗教の創始者にも、この病気だった人がいるかもしれません。

芸術も狂気も、日常性の枠から離脱した精神の営みです。それらは息苦しい平板な生《せい》から人々を救い出し、人知を超えた世界へ誘う独創を生み出すことがあるのです。

〈マイナスの持つ力〉

ひらがなのように優しい心を持ち／カタカナのようにシャープな頭脳を持つ／フランス語のように美しい人達を／愛することは／いともたやすく／美味な食事を味わうに似た快楽がある／負の数のように冷たく／やまいだれのように脆弱で／ラテン語のように難解な人達を／愛することは／妖怪を愛するより／難しいかも知れない／統合失調症の人は／負

の財産かもしれない／けれども／プラスだけでなくマイナスの存在が／世界の不思議な調和を生み出している／マイナス×マイナスが突如／プラスに変貌するように／マイナスの中に／時に神々しい光を見出す／予測し得ないプラスはいつも／マイナスの中から出てくる

社会復帰に様々なハードル

精神科の病院を退院して社会復帰する際、大きな問題になるのは、まず住居です。家族がいても同居を拒否されることが少なくありません。グループホームや援護寮（生活訓練のための入所施設）の数も十分ではなく、公営住宅も単身の精神障害者は二〇〇六年一月まで入居できませんでした。民間のアパートを借りるには、家賃の高さや保証人の確保がネックになります。そもそも「現住所・精神病院」という事情を正直に説明したら、借りるのは困難です。

私の場合は、幸い家族が快く受け入れてくれたので、住居の問題は解決しました。けれども普通に日常生活を送れるまで二年近くかかったと思います。もしも単身だったら、ホームヘルパーに毎日来てもらわないと、とうてい暮らせない状態でした。

退院直後は一人で外出できず、通院も母に付き添ってもらいました。駅のホームの数メートル先に死があると思うと、怖くて電車にも乗れません。特急が猛スピードで駆け抜ける時は、恐怖に身がすくみました。列車は黄泉《よみ》の国から来る悪魔の使者であり、殺人の道具として私に襲いかかってくるようでした。一年ほどたち、恐怖心を何とか克服したものの、記憶や思考の障害のせいでしょっちゅう、自動改札でカードを取り忘れたり、切符をなくしたりしました。
洗濯も、元気な時なら一時間ほどで済むのが三日もかかりました。昼ごろ、二槽式《にそうしき》の洗濯機に水と洗剤を入れて回すのですが、そのまま忘れ、一晩眠ってしまいます。次の朝、ようやく洗濯物をすすぎ、今度は脱水機に入れます。そして三日目の昼になり、やっと物干しざおに干し始めるというありさまでした。

料理はさらに複雑な思考を要するので、もっと手間どりました。子どものおやつも手作りするほど料理好きだった私ですが、退院後、初めて作った料理はラーメンでした。そのうちカレーや野菜炒めなど簡単な料理は作れるようになったものの、茶わん蒸しや巻きずし、酢豚のように何工程かある料理は、料理の本をもう一度見ながらでも、たいへん時間がかかりました。

けれども、三年ほど会わせてもらえなかった下の子どもを引き取ってから、回復が早まったようです。子どもに手料理を食べさせてやることが、母として大きな喜びとなりました。

家事が一通りできるようになると、次は地域社会での人間関係というむずかしい問題に直面しました。近所のせんさく好きのおばさんにあれこれ尋《たず》ねられるのが怖く、買い物に行く際にも、その人の家の前を避け、遠回りしたほどです。

子どもの学校関係のつきあいも苦手でした。授業参観に出ても、その後のＰＴＡの会合で母親たちの輪の中に入れず、いつも孤立していました。深くつきあえば、病気のことがばれるのではないかと恐れていたからです。ＰＴＡ役員が回ってくれば、嫌でもつきあいをしないといけないので毎年、虚偽《きょぎ》の理由で役を免れました。病気療養中なら役員は免除されるのですが、病名を明かせないのです。

今は仕事もしていますが、アフター5のつきあいは苦手です。病気のことが明らかになれば、社会的に抹殺《まっさつ》されるかもしれないという恐怖感を抱きながら、敵国に一人潜伏しているスパイのような気持ちで生活を送っています。

〈メビウスの輪〉
私はいつもサンサンと陽の輝く／表通りを歩いていると思っていた／ところが、ある日突然気がつくと／そこは光も射さない裏通り／生きるのが嫌になり、死のうと考えた／それから、しばらくの間は／暗く細い裏通り／そんな人生がずっと続くと思っていたのに／病気はだんだん良くなり／また少しずつ陽が射してきた／私は就職した／雑踏のざわめきに少し眩暈《めまい》がした／三カ月ほどたち、息切れがした／通りはだんだん細くなり／人影もまばら／だんだん、光も射さなくなってきた／気づけば、また元の裏通りに一人いた／表通りと裏通り／永遠に続くメビウスの輪のような人生を／生きている

独語と空笑は幻聴との対話

独語と空笑《くうしょう》は、統合失調症のなかでも理解されにくい症状の一つかもしれません。他者から見ると、相手がいないのに話しかけ、おかしいことがないのに笑うのですから、気味が悪いと思われがちです。私自身の体験から言えば、独語は主に、幻聴と対話をしている時に生じます。

古い友人を訪ね、ある町に出向いた時のことです。駅の外に出ると街並みが昔とすっかり変わり、友人の家の方角がわからなくなりました。すると突然、幻聴がでたらめな指示を発しました。

〈あっち向いてホイ、こっち向いてホイ。右へ五百メートル行って、二番目の角を曲がれば、目印の郵便局があるぞ〉

「えー、そうだったかな。郵便局は左じゃなかったかなあ」

私は半信半疑で幻聴の言う通りに歩きますが、案の定、郵便局はありません。

〈違う、違う。郵便局は移転したんだ。左に五百メートル行って、その次の角を右〉

「本当に移転したの？　違うと思うけれど……」

やはり、その場所に郵便局はなく、途方に暮れます。

「違うじゃないの。迷ったら元の場所に戻らないと」

〈おっと、その前に友人の家に行くなら手土産はどうするんだ？　ケーキでも買っていかないとね。ケーキ屋さんが百メートル先に見えるぞ〉

「そうだ、お土産を忘れてたわ。ありがとう」

ケーキを買おうとすると、

〈やっぱり甘い物はだめだ。友人もダイエット中かもしれない〉

「そうね。彼女は昔からスタイルを気にしていたから」

〈それなら花はどうだ？　花屋を探すんだ〉

私は幻聴と会話しながら街中を歩き回り、くたくたになりました。完全に道に迷い、タクシーで友人の家にたどりついたことを覚えています。

対話以外に幻聴の言うことをそのまま口に出したり、混乱する頭の中を整理するためにしゃべり続けたりする場合もあるようです。

次に空笑ですが、これもユーモラスな幻聴に笑わされている場合が多いのです。

〈バカの反対はなーんだ〉

「〝賢い〟かな」

〈バカの反対は、カバでした。バーカ〉

ナンセンスなだじゃれや面白いことを言う幻聴には、人前でも思わず、笑いが抑えられないことがあります。一人漫才みたいなものですね。

これとは別に、面白い妄想にとらわれたり、過去のおかしな幻聴を思い出して、笑ってしまう場合もあります。

好きな人の声で〈かわいい、大好きだ〉とささやかれ、ニコニコしていたこともあったようです。

精神科医のあいだには原因不明の謎の笑いという見方もあるようですが、脳の中にいる幻聴というややこしい友人の仕業であることが多く、笑っている時は、やはり本人が楽しいか、うれしいのです。

〈おまえは小桜姫の生まれ変わりだ。精神障害者の解放運動をしよう。少数派の存在を流布し、人々を啓蒙するのだ〉

そんな幻聴が聞こえると、脳内に力がみなぎったような気がして、満面、笑みを浮かべてしまいます。

〈寂しい笑い〉

寂しさを感じたら／笑うがいい／悲しみの時にも／笑うがいい／寂しさや悲しみの上に
刻まれた笑顔は／決して作り笑いなんかじゃない／真の喜びを知らぬ人が／寂しくて笑う
／めでたいことのない人が／悲しくて笑う／そんな笑いがあったとしても／何が悪かろう
／最高の笑顔は／悲しみの隣に住むのかもしれないし／おかしさの根源だって／寂しさに
あるのかもしれない／だからこそ神様がくれた／訳のわからぬ私達の笑顔を／気持ち悪が
らずに／受け入れてほしいと思う

「欠格条項」 社会参加への障壁

障害者には能力がない、あるいは危険であると決めつけ、門前払いにしたり、制限したりしている法令を「欠格条項」といいます。

医師や薬剤師、理容師、調理師、警備員など様々な免許や資格に欠格条項があり、目や耳など身体の障害や精神障害のある人を排除してきました。障害者団体の要求で、政府は一九九九年から六十三の免許や資格について法律・政令の見直しを進め、「資格を与えない」という絶対的な規定はほぼなくなりましたが、「与えないことができる」という相対的な条項は多数残っています。車の運転免許もそうですし、地方自治体では、精神障害者に対して各種施設の利用や議会の傍聴を禁止している場合さえあるようです。

かつての入院先に医大生がいました。彼は工学部の学生だと自称していましたが、医学書を持ち歩いていたため、皆にばれました。幼い時に両親が離婚し、女手一つで育てられ、母親を楽にさせたい一心で勉学に励んで、医大に入ったのに突然、精神病を発病しました。そして欠格条項があるため、医師になれないのではないかと悩んでいました。涙ながらの打ち明け話に、聴いていた患者たちも思わず、もらい泣きしたほどです。

この人が長時間の手術をする外科医になるのは、むずかしいかもしれません。しかし、たとえば精神科医なら、患者の気持ちに共感できる名医になる可能性もあると思います。国家試験など幾重ものハードルを越えてもなお、締め出す必要があるのでしょうか。

Kさんという製薬会社に勤める薬剤師さんもいました。彼は一年半の長期入院の後、ようやく退院の日が決まり、皆に祝福されたのですが、なぜか日増しに不機嫌になりました。彼と親しい人に尋ねると、元の会社に復職できるものの、薬剤の仕事を外され、事務職に回されそうだとのことでした。医療関係の仕事にミスは許されないでしょうが、健常者のスタッフとペアで行動するなどカバーする方法があるはずです。

友人のMさんは四十歳を過ぎて両親と同居しています。ここ数年、病状は安定し、就労もしています。そこで家賃の安い公営住宅に単身入居し、親頼りから脱却しようと考えたのですが、公営住宅法にも欠格条項があり、阻まれました。社会の偏見などで民間住宅に入りにくい障害者こそ、優先入居させるべきではないでしょうか(政令改正で二〇〇六年二月から精神・知的障害者も単身入居が可能に)。

勉強し、働き、生活していく権利を奪う欠格条項が、どれほど多くの人々の夢と尊厳を奪い、一生を左右してきたか、はかりしれません。「できないおそれ」ではなく、「できる可能性」に目を向けるべきではないでしょうか。障害や病気のある人の排除が、社会的に大きな損失であることにも、そろそろ気づくべきだと思います。

障害者欠格条項をなくす会　電話〇三(五二八二)三一三七、FAX〇三(五二八二)〇〇一七。http://www.dpi-japan.org/friend/restrict/

〈ほんの少しだけ〉

私が若かったころ/私は言葉のナイフで/大勢の人を傷つけた/無知で傲慢《ごうまん》で世間知らずの私には/怖いものなど何もなかった/世界は自分中心に回り/私はいつも人の輪の中心にいた/私は年を経て病気になった/薄っぺらな虚飾ははがれ/人々は去り/私は一人ぼっちになった/病で役立たずになったけれど/ほんの少しだけ/優しくなれた気がする/ほんの少しだけ/人の気持ちがわかるようになった気がする/ほんの少しだけ/人間に近づけた気がする

読者の声6

遠慮しないで

「周囲への気配りを」という投稿を、拝読しました。統合失調症の方が近所にいて、困った行為にストレスを感じておられる気持ちはわかります。でも、「病気の人だから」と何もかも我慢してしまうことはないと思います。今年に入って、うつ病で精神科へ入院した時のできごとです。早朝ウトウトしていた時に突然、一人の患者さんが私の個室に入ってきて、何か叫びながら私の荷物を持って行こうとしました。恐怖と驚きのあまり、私は絶叫しました。ドクターや看護師さんに相談し、施錠などの対策を取っていただきました。気になったのが、看護助手の方の軽い一言でした。「Aさん(その患者さん)は、ああいったことはしょっちゅうなのよね～」と言うのです。

我慢しているのに、家族から『すみません』のひと言やあいさつもない——と投稿者の方は困惑されていましたが、私の場合の看護助手さん同様、ご家族にとっては、病気による一連の行動が「日常化」してしまい、第三者がどう感じるかに対し、鈍感になっているのかもしれません。直接か、自治会などを通じて、患者さんのご家族に気持ちを伝えられたほうが良いと思います。風邪をひいてセキがひどければ、マスクをします。心の病気も症状がひどければ、直接的な配慮が必要です。病気に対する理解はありがたいですが、本当に理解して下さっているのなら、遠慮は無用だと感じました。

(兵庫県　女性　30代)

使い分けはおかしい

医大生の話の中で、医師免許について「幾重ものハードルを越えてもなお、締め出す必要があるのでしょうか」と書かれていましたが、必要あると思います。私は美容師をしています。美容師の免許にも欠格条項があります。もし精神障害者を雇い、事故があれば、お客様に対しての責任はどうしますか。精神障害者が事件や事故を起こした時、本人には自覚がなかったり、判断力に欠けていたりして法的責任はないのでしょうが、その被害者は納得できるでしょうか。

差別はいけませんが、区別は必要です。薬剤師さんの話も出ていましたが、健常者でも適性を見られ、希望の部署に行くことができません。「健常者がカバーすればいい」ともありましたが、カバーを前提にするのはおかしくないですか。一人前にできない人は雇えないと思いますが……。健常者と同じ扱いをしろと主張するなら、すべて同じ扱いにすべきです。精神障害者の部分を盾にして甘えてみたり、使い分けないで下さい。

(京都府　男性　30代)

思考に忍び込む困った幻聴

幻聴によって思考に様々な障害が生じることがあります。自分の考えが声になって聞こえる「考想化声《こうそうかせい》」、自分の考えが他の人に伝わるように感じる「思考伝播《しこうでんぱ》」、他者の考えが自分の中に入ってくる「考想吹入《すいにゅう》」、その結果、自分の考えが奪われたように思う「考想奪取《こうそうだっしゅ》」。これらは人生を大きく変えてしまう恐れもはらんでいます。

男女数人で喫茶店に行った時のことです。みんなで雑談していると突然、隣のAさんの声が聞こえました。

幻聴Aさん「君が僕のことを好きだということは、ずっと前から知っていたよ」

私の考想化声「告白もしていないのに、どうしてそんなことがわかったの」

幻聴Aさん「君の目を見れば、わかるじゃないか」

本人の声とそっくりなので、病識があっても判別が難しいことがあります。しばらくすると、斜め前にいたB子さんの声が聞こえました。

幻聴B子「でも、あなたは子どももいるし、恋愛はやめておいたほうがいいわよ」

少したって、今度は正面にいるC子さんの声です。

幻聴C子「私はそうは思わない。恋はいくつになってもできるし、二人はお似合いだわ」

私は、友人全員に自分の気持ちが伝わり、彼らの気持ちも伝わってきたと感じ、一人で真っ赤になっていました。

慣れてくると、現実の会話と幻聴との会話を同時にこなせたりします。けれども自分の心の中が人に伝わったらとても恥ずかしいので、人と会うのを避け、引きこもってしまう場合もあるようです。

私は、次の日に友人たちと奈良へ行こうと考えていました。

私の考想化声「明日は天気も良さそうだし、奈良に紅葉を見に行きたいな」

幻聴〈明日はだめだ。大凶だし、外出したら事故に巻きこまれて死ぬぞ〉

私「そんなことありえない。もう計画も立てたし」

幻聴〈絶対だめだ。おまえはともかく、友だちも事故に巻き込まれたらどうする〉

こうした命令調や対話調の幻聴は、自分の脳の中で聞こえる第三者の声として判別しやすいのですが、私をだませなくなると幻聴は進化して、私の考えそのものの中に巧妙に忍び込んで来ます。

「奈良へはどうしても行きたいのダケレド、ヤッパリジコガシンパイ」「奈良へは明日デハナク、ベツノヒニイクコトニシヨウカ」(カタカナが幻聴による考想化声)

こうなると、どこまでが自分の考えで、どこからが幻聴による考想奪取なのか、わからなくなります。自分自身に死ぬ気がなくても「シニタクナッテキタ。アス、ケッコウシヨウ」という考想化声が続くと、予期せぬ自殺を遂げることもあるわけです。

いつも自分の思いを打ち消す幻聴のせいで、同一物に相反する感情を抱く場合もあります。

「仕事は楽しいケレド、ダイキライダ」「彼のことは大好きだケレド、ツキアワナイ」などのように。

「隣の部屋に行きたいケレド、イカナイ」という声が聞こえると、一体どうしたいのか自分でもわからず、じっと同じ姿勢のまま、しゃがみこんでしまうことさえあるのです。

とはいえ、自分に消極的な気持ちがある時は、かえって役に立ったりします。

「今日は原稿を書きたくないコトハナイ」「もう少し眠っていたいトハオモワナイ」

要は、対処法次第です。幻聴や考想化声の特性に本人自身が気づき、一日も早く〝野獣〟を飼いならすことが得策です。

〈〝どうせ〟の壁〉

どうせ、怖いと思ってるんでしょ／どうせ、バカだと思ってるんでしょ／どうせ、何もできないと思ってるんでしょ／どうせ、どうせ、どうせ／この〝どうせ〟を打ち破るために／幻聴の激流をさかのぼる決意をした／産卵のためサケが故郷の川を遡上《そじょう》するように／よろめきながら立ち上がる／たちまち崩れる、流される／けれど／ここで一旗揚げないと／統合失調症の名折れ／〝どうせ〟の壁をぶちこわせ／〝どうせ〟の壁に体当たり／いつかベルリンの壁のように崩れるか／ハッハッハッ、崩れんわ／いや、崩れるぞ

受診を拒む時、どうすれば……

精神科にも救急は必要です。話を聞いてもらうだけで落ち着くことも多いのですが、二十四時

間の電話相談窓口がある自治体はまだ少なく、夜間や休日に外来受診できる施設もほとんどありません。入院は各都道府県で精神科の救急体制を作り、当番の病院を決めるなどしていますが、当番なのに受け入れない病院があり、１１９番してから何時間もたらい回しで待たされたという体験も聞きます。救急隊が精神科の患者を運ばない地域さえ、一部にあるようです。

さらに悩ましいのが、本人に病識がなく、受診したがらない場合です。私の所属する「ぼちぼちクラブ」(大阪精神障害者連絡会)は火曜と木曜の午後に電話相談を受けており、当事者からの電話は就労や人間関係の悩みが多いのですが、ご家族から、どうやって病院に連れて行けばよいのかという相談も時にあります。急性期で症状が激しく、家に置いておけないような場合、どうしたらよいのでしょうか。

まず精神科の入院には、主に三つの形態があることを知って下さい。「任意入院《にんいにゅういん》」は本人の同意にもとづく入院で、退院も原則として本人の意思でできます。「措置入院《そちにゅういん》」は自分を傷つけるか他人に害を加えるおそれがあり、二名の精神保健指定医が入院の必要を認めた時に、知事か政令都市の市長の権限でおこなわれます。「医療保護入院」は病院の精神保健指定医が入院の必要があると判断し、保護者が同意した場合の強制入院です。

自殺を図ったり暴力をふるったりする時は、保健所か警察に連絡して措置入院させることも可能ですが、そこまでいかない場合、大人を無理やり病院へ連れて行くのは想像以上に困難です。飲食物にこっそり薬を混ぜる「隠し飲ませ」がうまくいったという話も聞いたことがありません。

知人の娘さんがどうしても病院に行きたがらず、親類の人やケースワーカーが説得してもだめでした。そこで家族が相談のうえ、就寝中にロープで手足を縛り、徹夜で監視したうえ、朝になってオーバーを着せて車で病院に連れて行ったそうです。二度目はパトカーに伴走してもらって入院。そのたびに家族は疲労困憊《こんぱい》し、そろって寝込んでしまいました。

質の悪い民間業者に搬送を頼むと、毛布でぐるぐる巻きにして運ぶなど荒っぽいうえに、半日の作業に何十万円もの請求書が来る場合もあるようです。問題の多い精神病院が積極的に迎えの車を出し、屈強な男性職員らが縛って連れて行くこともあったそうです。

そこで二〇〇〇年から、保健所が事前調査したうえで、指定医を自宅へ派遣し、緊急性が高ければ、医療保護入院のために病院へ運ぶ「移送」という制度ができました。

とくに発病の初期は早い治療が大切なので、病状が重ければ、短期の強制入院は仕方がないと私は思います。とはいえ、自由を奪うわけですし、家族との関係や治療する医師との信頼関係を考えれば、できるだけ強制を避けたいのも確かです。患者自身、受診拒否や服薬拒否でストレスを発散している場合もあります。〝拉致〟されるのは恐怖に違いありません。

精神病院のイメージがよくないのも入院を拒む一因でしょう。総合病院の精神科なら抵抗感が減るかもしれないし、クリニックの医師が往診し、根気よく関係をつくって在宅で治療を始める方法もあるはずです。模索の泥沼から患者と家族を救う工夫を願っています。

〈プライド〉

絶望という海の中で／家庭も財産も仕事も若さも／何もかも失った／残ったのは永遠の

孤独だけ／生活保護の暗い部屋の中で／裸電球一つだけの明るさしかないけれど／心の内から輝きだす何かがある／プライド／美しい衣服も高価な指輪もいらない／私の心に打ち勝つ力と／ハンカチと同じ数だけの優しさがあれば／生きていく意味は残る／だから最後までつきあってほしい／プライド

これでは「自立阻害法」

「障害者自立支援法」という法律が二〇〇五年十月に成立しました。

私も初めは、障害者の自立を手助けする法案だと思っていました。三種類の障害者へのサービスを統合して、就労も促進するとうたっています。ところが中身をよく見ると、逆に自立しにくくする法律だということがわかりました。ついに厚生労働省は、障害者を切り捨てる棄民政策を打ち出したとしか思えません。

福祉サービスを利用する場合、原則一割の「応益負担」が導入されます。世帯の所得に応じて負担の月額に上限があるとはいえ、これではホームヘルパーに毎日来てもらわなければならないような重症者ほど経済的負担が重くなり、サービス自体を受けられなくなるおそれがあります。

通所施設も負担の対象になります。共同作業所の給料は月にわずか数千円なのに、そこに通うために給料以上の支払いが必要になれば、通い続ける人がいるでしょうか。

食べ放題のレストランに行って、二千円払ったのに、三百円のコーヒーしか出てこないとしたら、客は怒って帰るでしょう。あるいは会社に勤めるのに利用料を月に二十万円支払い、給料は二万円しか出ないなら、社員は全員やめてしまい、その会社は倒産するに違いありません。その分が年金などの増額でカバーされるのならまだしも、銭勘定《ぜにかんじょう》にうるさい大阪では、全国に先がけて作業所が閉鎖されるような気がします。

障害者どうしでも街で出会えば、「もうかりまっか」、「ぼちぼちでんな」と声を掛け合う商人の街ですから、先を競って生活保護を取得するかもしれません。保護を受ければ医療も福祉も無料なので、下手に働いて小銭を稼ぐより、家でおとなしく寝ていて生活保護を受けたほうがよっぽど楽です。現に私の周りでも「働くのやーめた、ばかばかしい」と言う仲間の声を多く聞きます。これでは就労を促進するどころか、怠《なま》け促進法になってしまいます。

もし、作業所を職業訓練所のように位置づけ、利用料を取るなら、何年か通えば資格が得られるとか、就職のあっせんがあるといったメリットが必要でしょう。

医療も原則一割負担になります。精神障害者の場合、「精神保健福祉法」三二条で通院の自己負担が五%になる制度があったのが廃止されるのです。精神病は長期に患うことが多く、二週間に一度の通院でも費用はばかになりません。心の調子が多少悪くても、経済的な理由から我慢《がまん》して診察に行かない人が多くなり、病気が悪化するおそれもあります。

名称と中身があまりにもかけ離れたこの法律は、早急に大幅な是正《ぜせい》がなされるべきだと思います。

〈前置詞〉

私は前置詞／いつも、動詞の後ろに／くっついたり／名詞の前にくっついたりして／〝付録〟みたいな／人生送っている／自立できない前置詞／スペルも大体短くて／短命で／はかない感じ／いつも、置き忘れたり／逆に置き去りにされたりして／存在感がない／with 一緒に／to どこかへ／out 出かけたら／もう、二度と戻ってこない／in 中に／into 入れたら／out 消えてしまう／かげろうみたいな／前置詞

「治っていく病」正しく認識を

発病当初、家にあった古い辞典で「精神分裂病」（統合失調症の旧称）を調べてみると、「早発性痴呆症、徐々に人格が荒廃し、廃人になることもある」と記載されていました。これを読んだ時、「私の人生はもう終わった」と大きなショックを受けたことを覚えています。

けれども現在、発病して十数年経過していますが、幸運なことに認知症にもならず、廃人でもないようです。統合失調症には「破瓜《はか》型」「緊張型」「妄想型」などの型があり、それぞれ経過や予後が違うと本に書かれていましたが、私の場合は現在も昔も、さほど差のない生活を送っているように感じます。ただ、疲れやすく、長時間働けない、睡眠時間が極端に長いということはありますが……。

喜怒哀楽は、陰性症状がひどかった時を除いて、以前より今のほうが大きくなったとさえ感じています。『読売新聞』の「冗笑気流《じょうしょうきりゅう》」でユーモラスな投稿を読んで笑い、悲しいニュースを聞いては涙し、怒るにいたっては一日に三回以上、子どもを怒鳴っているありさまです。感情が鈍

麻し、平板化してしまうのも、一時的な症状でしかありませんでした。

急性期で幻覚がひどかった時、短期の記憶が悪くなったり、物をなくしたりすることがありましたが、これも慢性的な知能低下とは異なるように思います。もともと頭がよくないので、今も昔も変わらないのかもしれませんが、本を読むスピードが多少遅くなっても、あり余る時間を有効利用して、読書量は以前より多くなっているようにさえ思います。

統合失調症に対するイメージはどうも昔のまま、間違って浸透しているようです。壁の一点を見つめて動かない、うつろな表情で意味不明のことをつぶやき、よだれをたらしている――そんな古い時代の病像が、いまだに残っているのではないでしょうか。

現在では薬が大幅に改善され、統合失調症は長期的には悪くなる病気ではなく、治っていく病気であると認識されています。完治する場合もありますし、六〇%ぐらいの人は、日常生活をほぼ人の助けなしに送れるようになります。ただ、就労の受け皿がないため、働いている人は少なく、ほとんどの人が障害年金や生活保護に頼らざるをえない状況です。

「ぼちぼちクラブ」の仲間の一人であるY君が、Mさんと結婚されました。クラブのニュース編集委員で、生活支援センターの非常勤職員でもある彼が統合失調症だということは、初対面の人にはまずわからないでしょう。

この病に対する偏見が消え去り、実像が正しく認識され、私たち自身も病気のことを隠さず、堂々と明らかにして暮らしていける社会が、一日も早く実現することを願っています。

Y君、Mさん。末永くお幸せに。そして、すべての統合失調症の人たちにハッピーエンドの人生が訪れるよう祈りつつ、ペンを置きたいと思います。

〈笑ってみて〉
辛《つら》くても笑ってみて／えくぼを作るだけでいい／私はもう、君の泣き顔なんか見たくない／貴方のはかりしれない／今までの苦しみさえも／笑ってみて／辛くても笑ってみて／それでいいんだ／そして／忘れてみて／今までの嫌な事、苦しいこと、辛いこと／貴方の笑顔は／絶対に、皆を幸福にするから／笑った後で／少しだけ涙がでた／それでいいから／貴方が生きている／それだけで／貴方が笑っている／それだけで／私は生き続けよう／そう思ったのだから

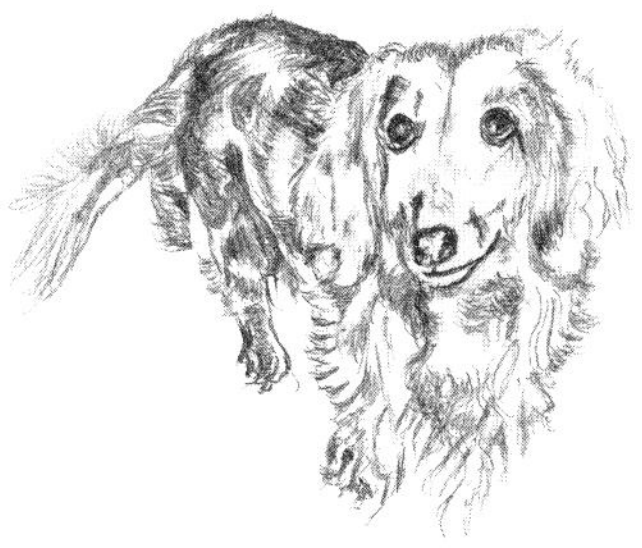

読者の声 7

絶望の中からの希望

とても共感しました。私が日ごろから思っていることを代弁してくれていると思いました。私も精神障害者だからです。統合失調症の方は軽くなったのですが、そううつ病に苦しんでいて、今はうつモードになっています。一昨年の秋にはダム湖の橋の上から投身自殺を図りました。沈んでいく時、思わず必死に泳いで岸にたどりつき、軽傷で済みました。死にたくてダムに飛び込んだのに必死に泳いでしまうなんて……。

私の場合、悩みは一言で言えないのですが、森さんの文章は、優しいまなざしで私たちを見つめてくれていると感じました。あんなにすさまじい病的経験をされた方が、すばらしい文章を書けるほど回復されたなんて、本当にすごいと思います。とても勇気を与えられました。なかでも、〈プライド〉という詩(六〇ページ)には、たいへん感動しました。いつも「死んでしまえたらいいのに……」と思いながら生きている私に、希望の明かりが差しました。精神病について勉強にもなったし、客観的に自分を見ることもできるようになりました。精神病から逃げることばかりしていた私ですが、きちんと受け入れて、その上で希望を持って生きていこうと思います。

(広島県　女性　30代)

つい、焦らせるけれど

私の息子も半年ほど前からパニック障害と統合失調症で、精神科へ通院中です。病院のデイケアへ週二、三日通い、ようやく慣れてきたところです。最初は薬の副作用でよけい様子がおかしくなったり、大変な時期もありました。ベテランの先生に代わってもらい、強い励ましで頑張って薬を飲むようになり、デイケアも積極的に行けるようになってきました。

親の私は、パニック障害などの症状が出るたびに「自分の対応が悪いのだ」と思い、自分を責める毎日です。もう少し時間を取って息子を休ませればいいのに、誰かとの待ち合わせや自分の都合に合わせて「早く、早く。忘れ物がないか?」などと、本人の体と頭が追いつかないのに焦らせ、結局どこへも行けない状態にさせてしまうのです。そうなれば動けるようになるまで、じっと待つしかありません。とてもつらい時間です。

森さんの詩をよく、息子がこっそり切り取って部屋で読んでいたみたいです。その気持ちを思うたびに胸が詰まりました。森さんは毎日、一生懸命生きているのだと深く感動しました。私たちも私たちなりに、頑張って生きてゆきたいと思えるようになりました。

(大阪府　女性　40代)

おわりに

この本のもとになった『読売新聞』の連載を終えて、いったいこの原稿は誰が書いたのだろうかと不思議に思うことがありました。知識不足のところや文章表現については科学部の原昌平さんにおおいにアドバイスを頂き、そういう意味では原さんと二人三脚で仕上げた原稿ということになるのですが、影なる立役者はひょっとしたら幻聴そのものであったのかもしれません。

私はいわば文楽の操《あやつ》り人形で幻聴は黒子《くろこ》、ここではこういう比喩《ひゆ》を使い、ここではこの手法でと毎回、手を変え、品を変え、読者を退屈させることなく新しいことを書いていこうと試みたのは、私自身ではなく、半ば幻聴に乗っ取られた私自身であったことは間違いありません。つまり、この連載は原さんと私と幻聴の三人四脚の見事な連携プレーがあって初めて成功したということです。

統合失調症という病気は、よくわからないがために、必要以上に世間の人から恐れられてきました。私自身も発病するまで、この世で最も恐ろしい病気だと考えていたのですが、自分自身がこの病気になって、これほどユーモラスでユニークで人間的な病気は他にはないだろうと今は思います。幻聴はいつも〝言葉〟という武器を使って患者を攻撃してきます。だから、〝言葉〟を使う唯一の動物である人間にしか起こりえない病気であって、正に万物の霊長である人類が言葉を使い始めたその時に、統合失調症という病気もパンドラの箱から出てきたのかもしれません。

私が病気と闘うことは、すなわち幻聴の発する嫌な〝言葉〟と闘うことです。浅学非才《せんがくひさい》の身にむち打って、日々原稿を書き続ける私を揶揄《やゆ》する幻聴と相談し、「ここらあたりでそろそろ妥協してくれよ」と折衷案を出しながら、なんとか大きな破綻《はたん》なく無事に終えることができたのは奇蹟に近いことのようにも思います。

幻聴たちとの侃侃諤諤《かんかんがくがく》の議論は時に深夜まで及び、私が熟考した挙げ句、このあたりでいいだろうと仕上げても、次の日にはまた書き直しを命じられることさえありました。つまり、私は幻聴から「こんな原稿はだめだ、書き直し」と命じられ、何回か書き直した原稿を原さんに送り、原さんからもまた書き直しを命じられるということを、この連載のあいだ、繰り返していたわけです。

深夜、眠れずに天井を眺めていると「面白くないね、ボツだよ」という原さんの声が聞こえてきます。「こんな連載を一回書いたぐらいでは世間は変わらないね」という嘲笑《ちょうしょう》の声も聞こえ、明け方頃までにはその声が幾千万という読者の声として私の耳の奥に届けられるのでした。

統合失調症の人が新聞に連載を一回書いただけでは確かに何も変わらないかもしれません。大海に一滴の真水がしたたり落ちたようなものでしょう。けれども、この一滴の真水という〝真実〟はとても密度が濃く、重たいものだと思います。真実はおろか、単なる事実さえ世間の人たちに正しく伝わっていない今、私の持つペンは、これからもずっと、とても重いのです。

最後に、私にこの連載を書く機会を与えて下さった読売新聞科学部の皆さんに心よりお礼を申し上げたいと思います。

「当事者」が語る迫力とユーモア

原　昌平（読売新聞大阪本社科学部次長）

森実恵さんによる連載は、「統合失調症とともに」の題で、『読売新聞』の大阪本社版（近畿・中国・四国）の健康・医療のページ（週一回）に、二〇〇三年六月から二〇〇四年十二月まで掲載された。

森さんから当初、依頼されたのは、潮文社から出版した本の紹介だった。しかし本を読んでみて、簡単な紹介で済ませるのは、もったいないと感じ、どういう形で紙面に紹介しようか、としばらく迷っていた（その間、森さんは相手にされていないのかも、と不安を抱いていたようだ）。

そして直接会って相談するうちに、「改めて新聞に連載を書いてみませんか」という話になった。とりあえず数回載せて様子を見るつもりで始めたところ、読者の反響はたいへん大きく、月一～二回の不定期ながら、二十六回に及ぶ長期の連載になった。

連載の目標は二つあった。

一つは、統合失調症とはどういう病気なのかを、当事者の内的体験を中心にリアルに伝えることだ。約百人に一人が発症するといわれる頻度の高い病気で、精神科領域では最大のありふれた疾患だが、実際のところ、どんな病気なのかは、あまりにも知られていない。「精神分裂病」という誤解を招きやすい以前の病名は、二〇〇三年に変更されたものの、知られていないことが誤解を生み、「まったく訳がわからなくなる」「危険だ」といった偏見と差別をもたらしている。医療・福祉関係者が偏見の拡大を恐れ、症状の具体的な説明を避けてきたのも一因かもしれない。そこを乗り越えないと、偏見はなくならない。

その意味で、森さんの文章は「革命的にわかりやすい」と確信している。

幻聴、幻視、妄想、思考障害といった症状や、薬の副作用のつらさは、精神医学の教科書や解説書に書かれてはいるが、あれこれ読んでも抽象的・概念的で、イメージをつかみにくい。しかし「『死ね、死ね』という声が二十四時間、絶え間なく聞こえ、音量はラウドスピーカー六、七台分、人数は百人くらい」といった彼女の文章を読めば、そのすさまじさが実感できる。精神医療・福祉の従事者からも「ああ、こんな感じなのか、と初めてわかった」という声がいくつも届いた。

もう一つの柱は、精神障害者が置かれている実情と、変革の必要性を、当事者自身の言葉で社会に訴えることだ。医療や福祉のあり方はもちろん、家族との関係や事件をめぐる考え方など、デリケートなテーマも、逃げないで正面から取り上げてもらった。

私自身は、一九九七年に大阪・安田病院グループ(三病院の一つが精神科の大和川病院)の劣悪医療と人権侵害、巨額の医療費不正を告発するキャンペーンに取り組み、廃院に追い込んで以来、精神医療の取材・報道に力を入れ、制度的な問題点も指摘してきた。ただ、社会の偏見を減らせたかとなると自信が持てなかった。

精神障害者への配慮を欠いた性急な事件報道が偏見を広げる一方、患者の人権を守る立場からおこなう精神科病院の不祥事の報道も、「こわい」という印象につながるというジレンマがある。それらのリカバリーをはかり、より積極的に偏見を解消する報道が求められている。

それには事実や理屈だけではなく、読者の「気持ち」を動かすことが必要だ。何よりも、ふつうに暮らしている精神障害者の姿と思いを伝えること、生身の人間の物語によって、人間が持つ「共感力」を揺さぶることが決定的ではないか――そんな思いも込めて新聞に載せたのが「統合失調症とともに」だった。

この病気の当事者による寄稿連載は、新聞ではおそらく例のない試みだけに、担当デスクとして不安がまったくなかったわけではない。

けれども読者からは、百件をはるかに上回る感想が続々と届いた。当事者からは「生きる励みになった」、家族からは「この病気を初めてきちんと取り上げてくれた」といった声が多数、寄せられた。「これまでの連載のコピーがほしい」という要望も、たくさんあった。精神障害は決してマイナーな問題ではないことを痛感した。

最後に、この作品の魅力は何といっても、森さんの文章力にある。統合失調症の患者が文章を書けること自体に驚く人もいただろうが、患者の手記そのものは少なくない。ただし題材ゆえ、重苦しくなりがちだ。その点、ユーモアをふんだんに交えた彼女の表現力は卓越しているし、記者が取材して書く記事とはまったく違う迫力がある。

隔離と偏見を拡大するおそれのある「心神喪失者等医療観察法」の施行、医療・福祉サービスの経済負担を増やす「障害者自立支援法」の成立、医療費抑制策の強化など、精神障害者を取り巻く社会情勢は決して明るいとは言えない状況だが、今回の出版が、当事者が主体になって新たな時代を切り開く一里塚になることを期待している。

「岩波ブックレット」刊行のことば

今日、われわれをとりまく状況は急激な変化を重ね、しかも時代の潮流は決して良い方向にむかおうとはしていません。今世紀を生き抜いてきた中・高年の人々にとって、次の時代をになう若い人々にとって、また、これから生まれてくる子どもたちにとって、現代社会の基本的問題は、日常の生活と深くかかわり、同時に、人類が生存する地球社会そのものの命運を決定しかねない要因をはらんでいます。

十五世紀中葉に発明された近代印刷術は、それ以後の歴史を通じて「活字」が持つ力を最大限に発揮してきました。人々は「活字」によって文化を共有し、とりわけ変革期にあっては、「活字」は一つの社会的力となって、情報を伝達し、人々の主張を社会共通のものとし、各時代の思想形成に大きな役割を果してきました。

現在、われわれは多種多様な情報を享受しています。しかし、それにもかかわらず、文明の危機的様相は深まり、「活字」が歴史的に果してきた本来の機能もまた衰弱しています。今、われわれは「出版」を業とする立場に立って、今日の課題に対処し、「活字」が持つ力の原点にたちかえって、この小冊子のシリーズ「岩波ブックレット」を刊行します。

長期化した経済不況と市民生活、教育の場の荒廃と理念の喪失、核兵器の異常な発達の前に人類が迫られている新たな選択、文明の進展にともなって見なおされるべき自然と人間の関係、積極的な未来への展望等々、現代人が当面する課題は数多く存在します。正確な情報とその分析、明確な主張を端的に伝え、解決のための見通しを読者と共に持ち、歴史の正しい方向づけをはかることを、このシリーズは基本の目的とします。

読者の皆様が、市民として、学生として、またグループで、この小冊子を活用されるように、願ってやみません。

（一九八二年四月　創刊にあたって）

森　実恵（もり・みえ）

大阪府在住。

大石りくエッセー賞佳作、北九州市人権作文佳作など。

著書に『心を乗っとられて』（潮文社）、『なんとかなるよ統合失調症』（解放出版社）、『当事者が語る精神障害とのつきあい方――グッドラック！　統合失調症と言おう』（明石書店）、『レジリアンス――症候学・脳科学・治療学』（金原出版）、『苦しい？　楽しい！　精神病』（明石書店）がある。

第三回精神障害者自立支援活動賞（リリー賞）、二〇〇七年度糸賀一雄記念賞を受賞。

森実恵はペンネーム。

講演会、取材、原稿依頼は左記の連絡先まで、お願いいたします。

morimiekokoro@yahoo.co.jp
高槻地域生活支援センター　〇七二（六六二）八一三〇